ABHANDLUNGEN AUS DEM GESAMTGEBIET DER MEDIZIN

Unter ständiger Mitwirkung der Mitglieder des Lehrkörpers der Wiener medizinischen Fakultät, herausgegeben von Prof. Dr. Josef Kyrle und Dr. Theodor Hryntschak.

Der heutige Stand der Lehre von den Geschwülsten, im besonderen der Carcinome. Von Dr. **Carl Sternberg**, o. ö. Professor für pathologische Anatomie an der Universität Wien. (98 S.) 1924.
45.000 Kronen, 2.75 Goldmark, 0.65 Dollar

Die oligodynamische Wirkung der Metalle und Metallsalze. Von Privatdozent Dr. **Paul Saxl**, Assistent der I. medizinischen Klinik in Wien. (57 S.) 1924. 30.000 Kronen, 1.70 Goldmark, 0.40 Dollar

Sero-, Vaccine- und Proteinkörpertherapie. Von Dr. med. et phil. **Bruno Busson**, Privatdozent an der Universität Wien. (70 S.)
42.000 Kronen, 2.50 Goldmark, 0.60 Dollar

Die Geschlechtskrankheiten als Staatsgefahr und die Wege zu ihrer Bekämpfung. Von Prof. Dr. **Ernst Finger**, Vorstand der Klinik für Syphilidologie und Dermatologie der Universität Wien. (69 S.) 1924.
30.000 Kronen, 1.70 Goldmark, 0.40 Dollar

Frühdiagnose und Frühtherapie der Syphilis. Von Professor Dr. **Leopold Arzt**, Assistent der Universitätsklinik für Dermatologie und Syphilidologie in Wien. Mit zwei mehrfarbigen und einer einfarbigen Tafel. (VI, 84 S.) 1923. 48.000 Kronen, 3 Goldmark, 0.70 Dollar

Herz- und Gefäßmittel, Diuretica und Specifica. Von Dr. **Rudolf Fleckseder**, Privatdozent an der Universität Wien. (111 S.) 1923.
48.000 Kronen, 3 Goldmark, 0.70 Dollar

Die Ernährung gesunder und kranker Kinder auf Grundlage des Pirquetschen Ernährungssystems. Von Privatdozent Doktor **Edmund Nobel**, Assistent der Universitätskinderklinik in Wien. Mit elf Abbildungen. (74 S.) 1923. 25.000 Kronen, 1.50 Goldmark, 0.35 Dollar

Die funktionelle Albuminurie und Nephritis im Kindesalter. Von Prof. Dr. **Ludwig Jehle**, Vorstand der Kinderabteilung der Wiener Allgemeinen Poliklinik. Mit zwei Abbildungen. (68 S.) 1923.
25.000 Kronen, 1.50 Goldmark, 0.35 Dollar

Die klinische Bedeutung der Hämaturie. Von Prof. Dr. **Hans Rubritius**, Vorstand der urologischen Abteilung der Allgemeinen Poliklinik in Wien. (34 S.) 1923. 18.000 Kronen, 1.05 Goldmark, 0.25 Dollar

In Vorbereitung:

Über die pharmakologischen Grundlagen der Anwendung organotherapeutischer Präparate. Von Prof. Dr. **Richard Wasicky**.

Therapie der progressiven Paralyse mit besonderer Berücksichtigung der Malariaimpfbehandlung. Von Dozent Dr. **Josef Gerstmann**.

Die innere Klinik der Gravidität. Von Prof. Dr. **J. Wiesel**.

Funktionelle Darmerkrankungen. Von Prof. Dr. **Gustav Singer**.

Die Abonnenten der „Wiener klinischen Wochenschrift" sind berechtigt, die „Abhandlungen aus dem Gesamtgebiet der Medizin" zu einem um 10% ermäßigten Vorzugspreis zu beziehen.

EMPHYSEM UND EMPHYSEMHERZ

KLINIK UND THERAPIE

VON

PROF. Dr. **NIKOLAUS JAGIĆ** UND Dr. **GUSTAV SPENGLER**

IN WIEN

WIEN

VERLAG VON JULIUS SPRINGER

1924

ISBN-13:978-3-7091-9651-9   e-ISBN-13:978-3-7091-9898-8
DOI: 10.1007/978-3-7091-9898-8

ALLE RECHTE, INSBESONDERE DAS DER ÜBERSETZUNG
IN FREMDE SPRACHEN, VORBEHALTEN

Inhaltsverzeichnis.

	Seite
Einleitung	1
Begriffsbestimmung	2
Ätiologie und Pathogenese	4
Zur klinischen Diagnose des Lungenemphysems	18
Klinische Variationen des akuten und chronischen Lungenemphysems	21
Das Emphysemherz	23
Therapeutische Bemerkungen	30
Literatur	40

Einleitung.

Das Lungenemphysem ist eine häufige Erkrankung. Die klinischen Symptome dieser Lungenveränderung sind zum großen Teil schon lange bekannt. Trotzdem sehen wir bei autoptischer Kontrolle, daß die richtige Erkennung dieser Erkrankung mitunter auf Schwierigkeiten stößt, namentlich wenn, wie dies meist der Fall ist, Zirkulationsstörungen höheren Grades im Krankheitsbilde vorherrschen. Die letzteren haben ihre Ursache in Veränderungen am Herzen, die wir beim chronischen Lungenemphysem so gut wie regelmäßig treffen, so daß wir mit gutem Recht von einem Emphysemherzen sprechen können. Der Begriff des Emphysemherzens, dem Pathologen wohl bekannt, hat in der Klinik und in der Praxis noch nicht genügend Beachtung gefunden und ist bei weitem noch nicht allgemein geläufig.

Manche Beschwerden des Emphysematikers werden fälschlich auf die Lungenveränderungen bezogen, während sie vielmehr die ersten Manifestationen beginnender Dekompensation des Emphysemherzens sind. Daß ferner in solchen Fällen eine mechanische oder pneumatische Behandlung eher schädlich ist, eine kardiotonische hingegen Erfolg bringt, ist ohneweiters einzusehen. Wir werden somit auf die ersten Zeichen, die eine Dekompensation des Emphysemherzens ankündigen, besonders zu achten haben.

In pathogenetischer Beziehung müssen wir bronchospastischen Zuständen aller Art auf Grund klinischer Beobachtungen erhöhte Aufmerksamkeit schenken. Daß das Asthma bronchiale nervosum mit der Zeit zum Emphysem führt, ist allgemein bekannt. Weniger geläufig hingegen ist die Bedeutung verschiedener bronchospastischer Zustände, die nicht unter dem Bilde des typischen Asthma bronchiale nervosum verlaufen, die aber doch nicht selten als primärer Faktor für die Entwicklung eines chronischen Lungenemphysems in Betracht zu ziehen sind. Anderseits kommen im Verlaufe des chronischen Lungenemphysems immer wieder klinische Zustandsbilder vor, die wir auf sekundäre Bronchospasmen zurückführen müssen. Die Erkennung und Deutung solcher primärer und sekundärer bronchospastischer Zustände ist praktisch und namentlich therapeutisch von großer Wichtigkeit. In solchen Fällen, wo die Dyspnoe im Vordergrunde der subjektiven Beschwerden steht, muß die bronchospastische Atemnot von der kardialen streng geschieden werden. Die Indikation zur Anwendung spasmolytischer Medikamente einerseits und kardiotonischer anderseits wird nur bei Berücksichtigung der klinischen Symptome und der pharmokodynamischen Reaktion richtiggestellt werden können. Wir sehen daraus, daß die richtige Erkennung und Deutung bronchospastischer Zustände praktisch von Wichtigkeit ist. Sie spielen eine weit häufigere und wichtigere Rolle, als im allgemeinen angenommen wird. In der Praxis finden sie, abgesehen vom typischen Asthma bronchiale nervosum, kaum Beachtung, und man denkt dementsprechend auch gar nicht an die Anwendung von Mitteln, die den Krampf der Bronchialmuskeln lösen. Auch das dekompensierte Emphysemherz, ein häufiges klinisches Zustandsbild, das eine selbständige Stellung in der Gruppe der sekundären Kardiopathien einnimmt, wird in der Praxis vielfach für eine sogenannte Myodegeneratio cordis erklärt. Wir sind jetzt doch schon in der Lage, in jedem Falle diesen letzterwähnten Sammelbegriff, der ja vielfach nur eine Verlegenheitsdiagnose darstellt, genauer präzisieren zu können und zu müssen. In dieser Hinsicht ist es notwendig, immer wieder auf den Begriff des Emphysemherzens als eine häufige Form sekundärer Kardiopathien hinzuweisen.

Von diesen Erwägungen ausgehend, haben wir uns entschlossen, unsere klinischen Beobachtungen und therapeutischen Erfahrungen beim Emphysemherzen in Form einer kurzen Monographie zusammenzufassen, wobei wir insbesondere auf die weniger bekannten und geläufigen ätiologischen, klinischen und therapeutischen Momente Gewicht gelegt haben. Die einschlägige Literatur haben wir, soweit wir es für notwendig hielten, berücksichtigt.

Begriffsbestimmung.

Der Begriff Emphysem ist gegenwärtig noch immer nicht klar und eindeutig präzisiert. Wir müssen demnach zuerst zu dieser Frage Stellung nehmen. Vor allem scheiden wir das interstitielle Emphysem aus und wollen uns nur mit dem vesikulären (substantiellen, alveolären) Emphysem beschäftigen. Aschoff spricht vom vesikulären Emphysem als einer Erweiterung der Alveolen und unterscheidet drei Unterarten: 1. das akute vesikuläre Emphysem; 2. das chronische (substantielle) Emphysem und 3. das senile (kachektische) Emphysem. Während sich bei der ersten Form keine Veränderungen an den Alveolarsepten finden, sind diese bei der zweiten Form mehr oder minder geschwunden, mehrere Alveolen zu einer einzigen Blase verschmolzen, das elastische Gewebe zum Teil rarefiziert, die Kapillaren teilweise obliteriert, und das Epithel fettig degeneriert. Diese Erscheinungen sind eine Folge der Dehnung der Alveolarwände. In der dritten Gruppe ist aber die Atrophie und die Rarefikation des Lungengewebes das primäre und die Erweiterung der Hohlräume eine Folge des dadurch bedingten Elastizitätsverlustes.

Während also Aschoff den reparablen Zustand des akuten vesikulären Emphysems mit den dauernden Veränderungen des chronischen substantiellen und des senilen Emphysems als ein Krankheitsbild zusammenfaßt, erkennen andere Autoren den Namen vesikuläres Emphysem nur jenen dauernden Veränderungen des Lungengewebes zu, wo es unter Einreißen von Alveolarsepten infolge vermehrten Luftgehaltes zu Elastizitätsverlust und Atrophie des Lungengewebes kommt (Staehelin). Davon trennen dieselben Autoren die akute Lungenblähung, das Volumen pulmonum auctum, als eine reversible Veränderung und das senile Emphysem als eine Teilerscheinung der Involution des Alters scharf ab. Dieses akute alveoläre Emphysem, wie es bei starken körperlichen Anstrengungen, beim Ertrinkungstode, bei asthmatischen Anfällen und anderen atmungserschwerenden Krankheiten vorkommt, führt nach diesen Anschauungen nie zu einem Alveolarschwund (Sinnhuber). Andererseits ist es durch Tendeloos Arbeiten erwiesen, daß wiederholte und dauernde Einwirkung von Ursachen, die zu einer akuten Lungenblähung führen, schließlich eine Überdehnung der Lunge mit Elastizitätsverlust, ein chronisches alveoläres Emphysem erzeugen können.

Für klinische Zwecke sehr brauchbar erscheint uns eine jüngst von Cordier veröffentlichte Einteilung. Er unterscheidet sechs klinische Typen des Lungenemphysems. Zur ersten Gruppe zählt er die Fälle, wo nach wiederholten Anfällen von Asthma bronchiale nervosum sich allmählich ein chronisches Emphysem entwickelt; zur zweiten Gruppe Fälle mit primärer Thoraxstarre, eventuell auch kombiniert mit muskulärer Insuffizienz (Gruppe 3). In die vierte Gruppe fallen Fälle bestimmter Formen von Lungentuberkulose, die zu Lungenblähung führen. Zu einer weiteren Gruppe zählt er die Fälle, wo das Lungenemphysem auf eine primäre parenchymatöse Lungenläsion zurückzuführen ist. Bei dieser Einteilung hält sich Cordier im großen und ganzen an das ätiologische Prinzip.

Schon diese erwähnten Einteilungen zeigen, daß keine von ihnen vollauf befriedigt. Wir brauchen für klinische Zwecke eine einfache und doch präzise Nomenklatur und möchten uns in dieser Richtung zunächst auf folgende Begriffsbestimmung einigen. Die Lungenblähung als vorübergehenden Zustand bezeichnen wir als akutes Emphysem, wobei wir, vom vikariierenden Emphysem einzelner Lungenabschnitte absehend, das Volumen pulmonum auctum des gesamten Lungenvolumens im Auge haben. Ätiologisch kommen hier

Asthma bronchiale nervosum und bronchospastische Zustände aus verschiedenen Ursachen in Betracht. Als chronisches Emphysem bezeichnen wir alle Fälle, bei denen die Lungenblähung als Dauerzustand anhält, in Analogie mit dem von anderen Autoren festgelegten Begriff des substantiellen Emphysems. Als Unterabteilung dieser Gruppe kommt auch das senile Emphysem als Folge einer marantischen Lungenatrophie in Betracht.

Unsere folgenden Ausführungen werden sich an diese eben erwähnte Einteilung anlehnen.

Ätiologie und Pathogenese.

Das chronische Lungenemphysem kann in jedem Lebensabschnitte zur Entwicklung kommen. Eine zeitliche Bindung kommt eigentlich nur dem sogenannten Altersemphysem zu, wo es zur Entwicklung einer Atrophie der Alveolarwände als Teilerscheinung der senilen Involution kommt. Beim Emphysem in jüngeren Jahren kommt man über die Annahme einer Disposition, im Sinne einer gewissen Gewebsschwäche (Minkowsky, Staehelin) nicht hinweg. Doch haben wir den Eindruck, daß dieses ätiologische Moment im großen und ganzen recht selten in Betracht kommt und daß wir vom klinischen Standpunkt diese Ätiologie nur dann ins Auge fassen dürfen, wenn andere Faktoren nicht eruierbar sind.

Eine größere Bedeutung für die Entstehung des chronischen Lungenemphysems kommt dem sogenannten starr dilatierten Thorax zu. R. von den Velden hat in seiner ausführlichen Monographie darauf hingewiesen, daß vermehrte Exspiration bei einem beweglichen Thorax nicht zu einem Volumen pulmonum auctum führt. Sind dagegen Knorpelalterationen vorhanden, die auch bei jugendlichen Individuen vorkommen, so wird der Thorax fixiert und eine Lungenblähung ist die Folge. Durch Freunds grundlegende Untersuchungen über gewisse Degenerationszustände der Knorpel ist die Aufmerksamkeit auf die dadurch bedingten Folgen für die Konfiguration des Thorax gelenkt worden. Als Folge dieser Knorpelerkrankungen präsentiert sich der Thorax in einer mehr oder minder fixierten Inspirationsstellung. Knorpel und Rippenring der betroffenen Rippen sind in einem erhöhten Spannungszustand. Bei dieser inspiratorischen Dehnung des Thorax befindet sich die untere Brustapertur in einem Zustande excessiver Erweiterung, und zwar vorwiegend im Querdurchmesser der vorderen Partien. Dadurch tritt eine Abflachung, Tiefstand und Dehnung des Zwerchfelles ein. Wenn dieses auch sehr dehnungsfähig ist, so atrophiert und degeneriert es doch bei lange dauernder Dehnung. Durch die Dilatation des knöchernen Thorax, durch seine inspiratorische Stellung und seine herabgesetzte Beweglichkeit, sowie durch die konsekutiven Veränderungen am Zwerchfelle werden beide respiratorischen Phasen gestört. Einerseits ist nämlich eine weitere inspiratorische Hebung der Rippen erschwert, andererseits ist das exspiratorische Zurückfedern des Thorax infolge des Elastizitätsverlustes gehemmt, so daß bei den schwersten Fällen der Thorax ganz unbeweglich ist. Nur die in solchen Fällen hypertrophierte Inspirations- und Exspirationsmuskulatur kann kompensatorisch eine gewisse respiratorische Beweglichkeit leisten. Dieser chondrogen starr dilatierte Thorax, der sich in seiner typischen Gestalt als Tonnenform repräsentiert, ist vom einfach starren und dem senilen Thorax zu unterscheiden. Ersterer ist häufig mit der paralytischen und phthisischen Thoraxform vergesellschaftet. Beim senilen Thorax tritt mit zunehmendem Alter eine Verflachung ein, die Rippenneigung wird stärker, das Sternum nimmt eine vertikale Stellung ein. Es bildet sich eine erhöhte Mittellage aus, die zum Volumen pulmonum auctum, und schließlich zu dauernden Lungengewebsänderungen führt.

Die veränderten statischen Verhältnisse am Thorax sind auch nicht ohne Einfluß auf den Kreislauf. Man wird daher nur selten in ausgesprochenen Fällen von starr dilatiertem Thorax eine Vergrößerung des rechten Herzens vermissen. Neben dem Ausfall von Gefäßgebieten im atrophischen Lungengewebe fällt auch die bedeutende, den Kreislauf fördernde Brustkorb- und Zwerchfellmechanik mehr oder minder weg.

Beim Asthma bronchiale nervosum kommt es oft zur Entwicklung eines chronischen Lungenemphysems, wenn häufig und durch längere Zeit Anfälle auftreten. In diesen Fällen tritt bei der Vertiefung der Atmung lediglich eine Verstärkung der inspiratorischen Zwerchfellsenkung ein, fast nie eine stärkere exspiratorische Annäherung an das Thoraxzentrum, wobei von der vermehrten Inspirationsluft ein Teil auch am Ende der Ausatmung in der Lunge zurückbleibt (Hofbauer). Die daraus resultierende Vermehrung der Restluft wird bei anhaltender vertiefter Atmung immer stärker. Die vertiefte Atmung ist dabei die Ursache der Lungenblähung, ohne daß eine besondere exspiratorische Behinderung vorliegt.

Weniger bekannt ist die ätiologische Rolle bronchospastischer Zustände verschiedener Art (Jagić). Aus zahlreichen experimentellen Befunden ergibt sich mit Sicherheit, daß die Atemexkursionen der Lungen vom Tonus der Bronchialmuskulatur abhängig sind und letzterer als ein wesentlicher Faktor für das Lungenvolumen in Betracht kommt (Boruttau). Wir (Jagić) haben seinerzeit über die Einwirkung des Adrenalins auf den asthmatischen Anfall an der Hand einer Reihe eigener klinischer Beobachtungen berichtet. Die Sympathikuswirkung des Adrenalins führt beim Asthma bronchiale zum raschen Nachlassen des Bronchospasmus. Schon in der ersten diesbezüglichen Mitteilung haben wir (Jagić) auf die Ungefährlichkeit der subkutanen Adrenalinanwendung hingewiesen, ebenso auf das Ausbleiben einer nennenswerten Blutdrucksteigerung. Bis auf ganz vorübergehende Tachykardie mit Gefühl von Herzklopfen waren in keinem Falle Störungen seitens des Zirkulationsapparates aufgetreten. Anfangs verwendeten wir das Adrenalin bloß zur Kupierung des akuten asthmatischen Anfalles. Sehr bald aber hatten wir, überzeugt von der Ungefährlichkeit der subkutanen Adrenalininjektion, auch bei älteren Leuten mit nicht mehr intaktem Gefäßsystem, unsere Indikationsstellung für dieselben erweitert, und auch bei anderen dyspnoischen Zuständen und Lungenaffektionen das Adrenalin in Anwendung gezogen. Wir verfügen demnach über eine größere Reihe von Beobachtungen, die auch in pathogenetischer Beziehung nicht ohne Interesse sein dürften. Namentlich die Wirkung des Adrenalins bei Emphysematikern war uns immer wieder aufgefallen. Januschke und Pollak verweisen auch auf die Anwendung des Adrenalins bei bronchospastischen Zuständen im Gefolge von kardialer Insuffizienz, Nephritis, Emphysem und überhaupt bei dyspnoischen Zuständen, die gewöhnlich auf Herzschwäche bezogen werden, nicht gar so selten aber, wie auch unsere klinischen Beobachtungen zeigen, in erster Linie auf Bronchospasmus zurückgeführt werden müssen. Auch nach den Ausführungen der genannten beiden Autoren ist der Bronchospasmus als Hauptursache des asthmatischen Anfalles anzusehen. Daß neben dem Bronchialkrampf auch eine Änderung der Lungenventilation maßgebend ist, muß aus vielfachen Gründen angenommen werden. Demnach gehen Kontraktionszustände der Bronchialmuskulatur mit Kreislaufstörungen in den Lungengefäßen einher (Großmann). Auch in klinischer Beziehung dürften beide Erscheinungen stets parallel verlaufen. Wir sind auf Grund unserer klinischen Beobachtungen nicht in der Lage, auf diese Frage näher einzugehen, glauben aber, die Atemstörungen in unseren später zu besprechenden Fällen in erster Linie auf erhöhten Bronchialmuskeltonus zurückführen zu müssen. Eine Reihe experimenteller Arbeiten der letzten Jahre wie auch der Mechanismus der Adrenalinwirkung bei Herzkranken bestärken uns in dieser Ansicht. Für die klinischen Erscheinungsformen des Bronchospasmus, von denen hier die Rede sein soll, kommt diese Frage wohl erst in zweiter Linie in Betracht.

Wenn wir nun das Verhalten der Bronchien und Lungen im asthmatischen Anfalle nach einer Adrenalininjektion des näheren verfolgen, so kommen folgende Momente hauptsächlich in Betracht. Schon nach kurzer Zeit, nach 12 bis 20 Minuten, wird der Atem freier, vor allem das Exspirium wesentlich erleichtert. Die Rasselgeräusche werden bald darauf spärlicher, das Atemgeräusch selbst lauter. Eppinger hat dabei die Vergrößerung der respiratorischen Ausschläge des Zwerchfelles röntgenologisch nachweisen können. Das Verhalten des Zwerchfelles vor und nach einer Adrenalininjektion ist nicht nur beim Asthma bronchiale, sondern auch bei allen anderweitigen bronchospastischen Zuständen als klinisches Zeichen, das röntgenologisch festgestellt werden kann, von großer Bedeutung. Erhöhter Tonus der Bronchialmuskulatur geht mit verminderten Zwerchfellexkursionen einher. Nach Verminderung des Tonus (Lösung des Bronchospasmus) durch Adrenalin werden die respiratorischen Ausschläge des Zwerchfelles größer. Dieser beim Menschen nachweisbare Befund entspricht auch dem Verhalten der Lungen und der Atmung bei Bronchospasmus im Experimente. Für die Abhängigkeit der Zwerchfellbeweglichkeit vom Lungenvolumen sprechen eine Reihe von Versuchen (Messungen der Exspirationsluft von Januschke und Pollak, Abnahme der Lungenexkursionen beim experimentellen Bronchialkrampf).

Neben der spasmolytischen Wirkung sind auch die anderen Adrenalinwirkungen, soweit sie bisher bekannt sind, in Betracht zu ziehen. Von der Herzwirkung soll später die Rede sein. Die interessante, von Januschke aufgedeckte, entzündungshemmende Wirkung des Adrenalins kommt für unsere Fälle wohl nicht in Betracht. Schwieriger ist die Frage zu beantworten, inwieweit die Schleimhautsekretion durch Adrenalin direkt gehemmt wird. Strasburger hat auf die günstige Wirkung des Adrenalins bei Darmzuständen, die mit erhöhter Schleimbildung einhergehen, aufmerksam gemacht. Wir sind nicht in der Lage, hier die Frage, ob das Adrenalin direkt sekretionsbeschränkend wirkt oder indirekt, durch Behebung eines gleichzeitigen Spasmus zu entscheiden. Für die bronchospastischen Zustände, von denen hier die Rede ist, scheint uns die Annahme einer primären spasmolytischen Adrenalinwirkung mit sekundärer Verminderung der Schleimabsonderung gerechtfertigt. Es sprechen dafür die Fälle von Bronchospasmus, die ohne gesteigerte Schleimabsonderung einhergehen.

Auch wenn im Anschluß an die asthmatischen Anfälle im Laufe der Zeit die Emphysementwicklung immer mehr zunimmt, bringt das Adrenalin immer wieder Erleichterung; freilich ist in solchen Fällen auf die Herzkraft zu achten. Zur Hebung derselben genügt nach unseren Erfahrungen das Adrenalin nicht. Gegen die konsekutive Schwäche des rechten hypertrophischen Herzens muß immer wieder Digitalis in Anwendung kommen. Die Kombination von Digitalis mit Adrenalin brachte in solchen Fällen oft gute Erfolge (siehe Therapie).

Gerade diese Verhältnisse zeigen uns, daß die Wirkung des Adrenalins auf die Dyspnoe bei sekundärem Emphysem nach Asthma bronchiale fast ausschließlich als eine spasmolytische und gar nicht, oder nur kaum in Betracht kommend, als eine Herzwirkung aufzufassen ist. Den Bronchospasmus lösen wir mit Adrenalin, die kardiale Insuffizienz in den vorgeschrittenen Fällen des sekundären Emphysems nach Bronchospasmus soll in erster Linie mit kardiotonischen Mitteln bekämpft werden.

Diese klinischen Beobachtungen lehren, daß bei dieser eben erwähnten Form des Lungenemphysems der Bronchospasmus im Vordergrunde des klinischen Bildes steht und vielfach auch in Fällen, bei denen klinisch das Emphysem vorherrscht und die asthmatischen Anfälle nur mehr anamnestisch eine Rolle spielen, die Hauptursache oder wenigstens die größere ätiologische Komponente der dauernden Dyspnoe bildet.

Die Behebung des Bronchospasmus übt sowohl auf die Schleimhautsekretion als auch auf die Herztätigkeit eine günstige Wirkung aus. Das letztere Moment ist zunächst darauf zurückzuführen, daß auch bei fortgeschrittenen Fällen des sekundären Emphysems die Zwerchfellexkursionen nach einer Adrenalininjektion, wenn auch nicht normal, so doch noch ausgiebiger werden können. Die günstige Wirkung dieser Zwerchfelltätigkeit auf die Zirkulation ist jetzt seit den diesbezüglichen Arbeiten Wenckebachs ohne weiteres klar. Die bessere Zwerchfelltätigkeit führt zu einer Erleichterung der Rückströmung des Blutes zum Herzen. Ferner wird durch die vermehrten Zwerchfellexkursionen das Foramen quadrilaterum, durch welches die aufsteigende Hohlvene das Blut der unteren Körperhälfte, insbesondere auch der Leber, dem Herzen zuführt, und das bei Zwerchfelltiefstand die Vene abklemmt, wieder weiter, wodurch der Rücklauf des Blutstromes erleichtert wird (Eppinger und Hofbauer). Außerdem wird der kleine Kreislauf wesentlich gefördert, wenn die Lungenspannung, diese wichtige Auxiliarkraft des Lungenkreislaufes, wieder die normale Größe erreicht (Hofbauer).

Während in den erwähnten Fällen von Asthma bronchiale mit sekundärem Emphysem dem Bronchospasmus primär eine ätiologische und pathogenetische Bedeutung zukommt, sehen wir uns veranlaßt, auch bei anderen Emphysemformen spastische Zustände der Bronchialmuskulatur anzunehmen. Die Berechtigung zu dieser Annahme geben uns klinische Beobachtungen an Emphysematikern und die Wirkung einer subkutanen Adrenalininjektion in solchen Fällen.

Nachdem die krampflösende Wirkung des Adrenalins im akuten Asthmaanfalle regelmäßig nachzuweisen ist, haben wir, zunächst vorsichtig tastend, auch bei dyspnoischen Emphysematikern in höheren Lebensaltern Adrenalin subkutan angewendet. Es waren dies Fälle, bei denen in der Anamnese keine Anhaltspunkte dafür vorlagen, daß das Emphysem sekundär nach einem Asthma bronchiale sich entwickelt hätte, vielmehr solche, die bis gegen das Ende des 40. Lebensjahres keinerlei nennenswerte Beschwerden gehabt hatten, aber Fälle, bei denen das Lungenemphysem mit größter Wahrscheinlichkeit nicht **sekundär Folge bronchospastischer Zustände war**, kurz **Emphyseme anderer Ätiologie**. Auch waren hier vor allem solche Fälle zu berücksichtigen, wo die dyspnoischen Beschwerden im Vordergrunde standen, ohne daß dafür eine kardiale Insuffizienz hätte verantwortlich gemacht werden können. Auch hier erwies sich die subkutane Adrenalininjektion als unschädlich. Auch dort, wo klinisch Zeichen von Arteriosklerose vorlagen, sahen wir nie unangenehme Nebenwirkungen. Die Dyspnoe hingegen wurde fast jedes Mal günstig beeinflußt. Die Patienten fühlten sich sehr bald nach der Injektion wohler, der Atem wurde freier, die Zyanose geringer. Die Erleichterung der Exspiration war offenkundig. Wir haben auch die Exkursionen des Zwerchfelles am Röntgenschirm bei solchen Fällen vor und nach der Adrenalininjektion beobachtet und eine deutliche Zunahme derselben nach der Injektion feststellen können. Der Erfolg war mithin ein gleicher wie beim sekundären Emphysem nach Asthma. Auch hier spielt natürlich die kardiale Komponente eine Rolle. Ein gewisser Grad von Zyanose und Dyspnoe, der auf diese zu beziehen war, blieb in allen Fällen bestehen.

Wir können nicht ohne weiteres die Adrenalinwirkung beim Emphysem und die Beeinflussung des asthmatischen Anfalles durch Adrenalin für einen gleichartigen Vorgang erklären. **Januschke** und **Pollak** haben auf Grund ihrer experimentellen Befunde auf diese Verhältnisse hingewiesen. **Gaisböck** kam nach einzelnen klinischen Beobachtungen zu denselben Ergebnissen.

Wir hätten mithin der Gruppe des sekundären Emphysems nach Asthma bronchiale den sekundären Bronchospasmus beim Emphysem anderer Ätiologie an die Seite zu stellen.

Die Zahl der von uns auf Adrenalinwirkung geprüften Fälle ist groß. Wir haben im Laufe der letzten Jahre fast bei jedem Falle von Lungenemphysem von der Adrenalininjektion einmal oder wiederholt Gebrauch gemacht. In der weit überwiegenden Mehrzahl der Fälle trat 15 bis 20 Minuten nach der Injektion der oben angeführte Erfolg ein. Besonders augenfällig war dies bei Patienten, die in schwer dyspnoischem Zustande eben erst in das Krankenhaus aufgenommen worden waren. Die hervorstechendsten Zeichen waren immer wieder das Nachlassen der Dyspnoe und Zyanose, die Erleichterung der Exspiration und die röntgenologisch nachweisbare Zunahme der Zwerchfellexkursionen.

Wir hatten auch Gelegenheit, eine Reihe von Fällen in der oben besprochenen Richtung zu untersuchen, die mit dyspnoischen Beschwerden und Bronchialkatarrh eingeliefert wurden und bei der Untersuchung klinisch und röntgenologisch die Zeichen eines mäßig entwickelten oder beginnenden Lungenemphysems boten. Es waren dies zumeist Personen zwischen 30 und 45 Jahren, bei denen die Zeichen der Lungenblähung nur in geringem Maße ausgesprochen waren, doch deutete die Thoraxform und insbesondere das röntgenologische Verhalten des Zwerchfelles auf ein beginnendes, in geringem Grade entwickeltes Emphysem. Ätiologisch kamen für diese Emphyseme verschiedene Faktoren in Betracht, wie sie als Ursache für die Entwicklung der Lungenblähung angenommen werden (Thoraxstarre, chronische Bronchitis u. a.). Allen diesen Fällen gemeinsam waren die auffällig geringen Zwerchfellexkursionen, die zur Geringfügigkeit der übrigen Emphysemzeichen kaum im Verhältnis standen. Wir waren geneigt, die Dyspnoe solcher Kranken auf eine kardiale Insuffizienz zurückzuführen. Die Wirkung des Adrenalins auf die Dyspnoe und die Zwerchfellbeweglichkeit war auch in diesen Fällen eine hervorstechende, so daß wohl auch hier der bronchospastische Komponente eine große Rolle zuzuschreiben ist. Es ergibt sich daraus, daß auch bei geringfügigem, beginnendem Emphysem die Dyspnoe und die Zwerchfelltätigkeit durch erhöhten Bronchialmuskeltonus bedingt sein kann. Kurze Zeit nach der Adrenalininjektion war die Atmung wesentlich freier, die Zwerchfellexkursionen wurden wesentlich ausgiebiger. Die Wirkung des Adrenalins war natürlich auch hier flüchtig.

Von Wichtigkeit ist die Frage, inwieweit die krampflösende Wirkung des Adrenalins bei vorgeschrittenen Fällen von Emphysem für sich allein zu der erwähnten subjektiven und auch objektiv nachweisbaren Besserung der Atmung führt und ob und in welchem Maße eine eventuelle Herzwirkung des Adrenalins bei der subkutanen Anwendung in Betracht zu ziehen ist. Die indirekte Beeinflussung des Kreislaufes durch Verbesserung der Zwerchfellfunktion haben wir bereits erwähnt. Interessant ist in einigen diesbezüglich untersuchten Fällen von Emphysem das Verhalten der Aldehydreaktion im Harn. Dieselbe ist bei stark dyspnoischen Emphysematikern häufig positiv. In solchen Fällen verschwand sie kurze Zeit nach der Adrenalininjektion. A. Jonasz hat seinerzeit darauf hingewiesen. Damals schon wurde diese Erscheinung als Folge von Störung der venösen Zirkulation in der Leber infolge Behinderung oder Anomalie der Zwerchfelltätigkeit neben Insuffizienzerscheinungen von seiten des rechten Herzens erklärt. Die Verbesserung der Zirkulationsverhältnisse nach der Adrenalininjektion und das Verschwinden der Aldehydreaktion sind wohl in erster Linie Folgen der Verbesserung der Zwerchfellfunktion. Jagić hat auch noch später die indirekte Herzwirkung des Adrenalins in dem eben erwähnten Sinne betont.

Zur Entscheidung der Frage, ob für die Adrenalinwirkung beim Emphysem eine direkte Beeinflussung des Kreislaufes eine Rolle spielt, muß darauf hingewiesen werden, daß wir bei dyspnoischen Herzkranken (Herzklappenfehler, Myokarderkrankungen) in einer größeren Anzahl von Fällen noch vor Einleitung der Digitalistherapie Adrenalin subkutan gegeben haben und auch diese Versuche mit Kontrolle des Zwerchfelles am Röntgenschirm wiederholt haben. Das Ergebnis war in der großen Mehrzahl der Fälle das gleiche. Bei dyspnoischen Herzkranken sahen wir in der Regel nach einer subkutanen Adrenalininjektion keine Veränderung, weder bezüglich der subjektiven Beschwerden der Kranken, noch was den objektiven Befund anbelangt. In keinem Falle war auch nur annähernd die Wirkung festzustellen, wie wir sie bei den dyspnoischen Emphysematikern zu beobachten Gelegenheit hatten. Hingegen besserte sich die Dyspnoe, wenn außer der Herzerkrankung auch Lungenemphysem vorhanden war. In solchen Fällen dürfte demnach eine bronchospastische Komponente mitspielen. Die Verminderung der Dyspnoe ist auch hier auf die krampflösende Wirkung des Adrenalins zu beziehen. Der Umstand, daß nur solche Fälle auf Adrenalin reagierten, bei denen ein Emphysem mit Bronchospasmus im klinischen Bilde eine Rolle spielte, spricht dafür, daß dem Adrenalin eine direkte Herzwirkung bei subkutaner Anwendung kaum zukommt. Es ergibt sich hier aber die Zweckmäßigkeit der eventuellen Kombination von Adrenalin und Digitalis bei Kranken, deren Dyspnoe zum Teil als kardial, zum Teil als bronchospastisch aufzufassen ist. Solche Fälle sind nicht selten. Immer wieder begegnen wir am Krankenbette der Kombination von Lungenemphysem und Herzmuskelerkrankungen. Einen guten Maßstab für die Beurteilung solcher Fälle gibt die Beobachtung des Zwerchfelles am Röntgenschirm. Bei Tiefstand und mangelhafter Exkursionsfähigkeit des Zwerchfelles war die Wirkung des Adrenalins in der Regel deutlich nachweisbar. Die Dyspnoe in solchen Fällen ließ nach, die Zwerchfellexkursionen wurden ausgiebiger. Bei der kardialen Dyspnoe Herzkranker dagegen fanden wir häufig gute Zwerchfellexkursionen. In diesen Fällen hatte das Adrenalin keine Wirkung auf die Dyspnoe. Es steht dies in voller Übereinstimmung mit den seinerzeitigen Ausführungen Hofbauers, der bei kardialer Dyspnoe vertiefte, respiratorische Ausschläge des Thorax nachweisen konnte, die nach Digitalisgebrauch kleiner und flacher wurden.

Bei Herzkranken kommen auch ohne Emphysem im anatomischen Sinne vorübergehend Zustände mit Lungenblähung vor. Nach Hofbauer ist dieses Volumen pulmonum auctum in erster Linie Folge der verstärkten Atmung in der Dyspnoe. Es ist nun denkbar, daß auch in solchen Fällen bronchospastische Momente mit im

Spiele sind, die bei der verstärkten Inspiration und der ungenügenden Exspiration der dyspnoischen Herzkranken den Blähungszustand und den Zwerchfelltiefstand in noch verstärktem Maße hervortreten lassen. Die Auffassung Hofbauers wird dadurch auch nicht im geringsten beeinflußt. Auch die sogenannte Lungenstarre bei Herzfehlern, die auf Stauung (Änderung der Zirkulation im Lungenkreislauf) zurückgeführt wird, ist zum Teile meist Folge der geänderten Ventilationsverhältnisse infolge Bronchospasmus. Die Neigung zum Bronchospasmus im Sinne einer konstitutionellen Anlage in Kombination mit einer erworbenen Herzerkrankung dürfte das klinische Bild in einzelnen Zügen beeinflussen. Die klinischen Beobachtungen können auch in diesem Sinne verwertet werden. Die Adrenalinanwendung kann die Erkennung solcher Zustände fördern. Auch die Wirkung des Koffeins auf die Dyspnoe in derartigen Fällen könnte zum Teile wenigstens auf die von Pal auf experimentellem Wege aufgedeckte Bronchialwirkung dieses Mittels bezogen werden.

Die erwähnte Anwendung des Adrenalins führte uns dazu, auch bei dyspnoischen Bronchitikern an ähnliche Vorgänge zu denken. Die Intensität dieser diffusen Bronchitiden war wechselnd. In einer Reihe von Fällen war nur rauhes Atmen und ein scharfes, verlängertes Exspirium hörbar, in anderen Fällen auch trockenes und feuchtes, nicht klingendes Rasseln. Die Hartnäckigkeit der bronchitischen Symptome veranlaßte uns, diese Fälle einer wiederholten, genauen klinischen Untersuchung zu unterziehen. Die Anamnese bot keine Anhaltspunkte für ein echtes Asthma bronchiale mit typischen Anfällen. Einige der Patienten erzählten uns, auch schon früher nicht selten an Atemnot bei körperlicher Anstrengung oder psychischer Erregung gelitten zu haben. Andere wieder betonten eine gewisse Neigung zu Katarrhen.

Mit möglichster Sorgfalt suchten wir in eben diesen Fällen auch eine Tuberkulose auszuschließen. Wir legten diesbezüglich besonderen Wert auf das Verhalten der Körpertemperatur. Bei diesen Fällen von Bronchitis, auf die wir hier die Aufmerksamkeit lenken möchten, fehlten regelmäßig die leichten abendlichen Temperatursteigerungen, die bei Tuberkulösen so häufig sind. Ebenso ergab die physikalische und röntgenologische Untersuchung der Lungen auf eine Herderkrankung sowie die bakteriologische Sputumuntersuchung auf Tuberkelbazillen ein negatives Resultat. Auch Fälle mit klinisch ausgesprochenen Zeichen eines Lungenemphysems mit chronischer Bronchitis kommen hier nicht in Betracht, ebensowenig interstitielle Lungenerkrankungen und bronchiektatische Veränderungen.

Bei Ausschluß aller der erwähnten Möglichkeiten blieb eine Anzahl von Bronchitiden übrig, die folgende Merkmale boten:

Junge Leute im Alter von 20 bis 35 Jahren wurden mit der Diagnose Bronchitis diffusa ins Krankenhaus eingebracht oder zur internen Untersuchung vorgestellt. Die Anamnese ergab das schon längere Bestehen des Katarrhs mit Atemnot, die sich besonders bei körperlichen Anstrengungen bemerkbar machte. Auswurf fehlte ganz oder war nur in mäßiger Menge vorhanden. Öfters wurde ein mäßiger Hustenreiz angegeben. Im Vordergrunde der Beschwerden stand im allgemeinen die Dyspnoe. In einer Reihe von Fällen finden wir die Angabe, daß die Atemnot und die Neigung zu Katarrhen schon seit mehreren Jahren bemerkbar war.

Objektiv war außer der diffusen Bronchitis in verschiedener Intensität eine mehr oder minder ausgesprochene Dyspnoe nachzuweisen, wobei die Zeichen erschwerter Exspiration überwogen. Der Herzbefund war entweder ein normaler oder nur insofern von Belang, als eine erregte Herztätigkeit mit Neigung zur Tachykardie und leicht akzentuiertem zweiten Pulmonalton nachzuweisen war. Ebenso ergab sich kein auffälliger Zusammenhang mit einer nachweisbaren Enge des Gefäßsystems (Aortenenge). Daß bei abnorm tiefstehendem Zwerchfelle die Herzlage mehr der Pendelstellung zuneigte, ist selbstverständlich.

Ein konstanter Befund in allen diesen Fällen war die verminderte Exkursionskraft des Diaphragmas, die röntgenologisch nachgewiesen und gemessen wurde. Die Form des Zwerchfelles entsprach einer mehr oder minder entwickelten Lungenblähung (Abflachung, Verbreiterung des phrenikokostalen Winkels). Vor allem aber war es die schon erwähnte stark verminderte Zwerchfellbeweglichkeit, die an das röntgenologische Bild beim asthmatischen Anfalle erinnerte. Die Dyspnoe mit vorwiegend erschwerter Exspiration vervollständigte dieses Bild. Doch handelte es sich hier um einen Dauerzustand und nicht um einen Anfall. Auch waren die subjektiven Beschwerden weit geringer, als wir es beim asthmatischen Anfalle zu sehen gewöhnt sind.

Diese, wenn auch entfernte Ähnlichkeit mit dem Bronchialasthma und den bronchospastischen Zuständen beim Emphysem veranlaßte uns, auch in diesen Fällen von Bronchitis mit den erwähnten Zwerchfellbefunden Adrenalin anzuwenden, um eine eventuelle bronchospastische Komponente festzustellen. Die Wirkung des Adrenalins war nun in einer großen Reihe solcher Fälle nach 15 bis 20 Minuten nachweisbar, indem die Exspiration erleichtert vor sich ging, die bronchitischen Geräusche spärlicher wurden und vor allem die Exkursionen des Zwerchfelles, am Röntgenschirme beobachtet und gemessen, weit ausgiebiger waren als vor der Injektion. Die Zwerchfellexkursionen waren nach der Adrenalininjektion oft doppelt so groß und darüber.

Diese Wirkung des Adrenalins veranlaßte uns, auch in den erwähnten Fällen von Bronchitis spastische Zustände der Bronchialmuskulatur anzunehmen. Es fragt sich nur, ob diesem Bronchospasmus eine gewisse primäre Rolle zuzuschreiben ist. Für die letztere Annahme scheinen uns eine Reihe von Beobachtungen zu sprechen, die wir machen konnten.

Bei einer Anzahl junger Leute, die über Atemnot und Beklemmungsgefühl klagten und, nebenbei bemerkt, nicht selten mit der Diagnose Herzneurose dem Krankenhause zugewiesen wurden, konnten wir auch ohne den Befund einer Bronchitis ein identisches Verhalten des Zwerchfelles feststellen. Schon das Atmen solcher Leute war mitunter eigentümlich. Die Inspiration ging gut vor sich. Bei der Aufforderung, tief zu atmen, war die Exspiration in gewissem Sinne gehemmt, wie sakkadiert und sichtlich erschwert. Die unteren Thoraxpartien bewegten sich sehr wenig bei überwiegend kostalem Atemtypus. Bei der Auskultation war das Atemgeräusch besonders in den unteren Partien sehr leise und unbestimmt. Die Beobachtung am Röntgenschirm ergab eine auffällig geringe Verschieblichkeit des Zwerchfelles beim Vergleiche mit normalen Leuten desselben Alters. Nach einer Adrenalininjektion (0·5 bis 1 mg subkutan) war die Beweglichkeit des Zwerchfelles wesentlich gebessert, das Vesikuläratmen lauter und eine bessere Beweglichkeit der unteren Thoraxpartien auch schon palpatorisch nachweisbar. Sowohl das subjektive Zeichen der Dyspnoe wie auch das objektive der verminderten Zwerchfellexkursionen und das Weichen dieser Erscheinungen nach der Adrenalininjektion lassen daran denken, daß wir es auch hier mit einem erhöhten Tonus der Bronchialmuskulatur, also auch in gewissem Sinne mit einem bronchospastischen Zustande zu tun haben, der mit den früher erwähnten Verhältnissen in Zusammenhang gebracht werden kann. Der Unterschied dürfte nur ein gradueller sein.

Auf näheres Befragen erfährt man auch von den Leuten der letzterwähnten Gruppe, daß sie schon seit längerer Zeit bei körperlichen Anstrengungen an Atemnot leiden. Es sind zumeist sogenannte nervöse junge Leute, die auch häufig über Herzklopfen klagen. Wie schon oben erwähnt, ergab die Untersuchung des Herzens keine Anhaltspunkte für die Erkrankung des Zirkulationsapparates. Allerdings war nicht selten bei gleichzeitigem schmalen langen Thorax ein Cor pendulum nachzuweisen. Diese Verhältnisse führten vielleicht auch dazu, daß solche Fälle mit Herzklopfen bei Außerachtlassung der oben erwähnten Befunde als Herzneurosen gedeutet wurden. Ein gesetzmäßiges Zusammentreffen solcher bronchogenen Zustände mit einer bestimmten Thoraxform, dem starren Thorax, dem paralytischen Brustkorb usw. konnten wir nicht feststellen. Die Kombination mit langem, schmalem Thorax und Pendelherz war nicht selten anzutreffen, aber keineswegs regelmäßig. Eine gewisse neurasthenische Veranlagung war in der Mehrzahl dieser Fälle vorhanden.

Zusammenfassend möchten wir auch hier auf Grund dieser Beobachtungen auf das Vorkommen bronchospastischer Zustände im jugendlichen Alter die Aufmerksamkeit lenken, die schleichend verlaufen, sich in leichten, vorübergehenden, dyspnoischen Beschwerden äußern und durch Überanstrengung oder auch auf psychischem Wege ausgelöst werden.

Somit besteht in klinischer Beziehung eine gewisse Berechtigung, der Bronchitis bei Bronchospasmus, als einer Bronchitis spastica, eine Sonderstellung einzuräumen. Das geschilderte klinische Bild der bronchitischen Erscheinungen bei jugendlichen Individuen mit den Zeichen eines erhöhten Tonus der Bronchialmuskulatur entspricht diesem Begriffe.

Nach dem heutigen Stande unserer Auffassungen werden wir sowohl die spastische Bronchitis wie auch die Zustände von erhöhtem Tonus der Bronchialmuskulatur, die zu den oben geschilderten subjektiven Beschwerden und klinischen Symptomen führen, in die Gruppe der konstitutionellen Erkrankungen einzufügen haben. Schon normalerweise dürfte ein ständiger Wechsel im Tonus der Bronchialmuskulatur vor sich gehen. Es besteht hier noch eine gewisse Analogie mit den Vorgängen am Gefäßsystem (arterielle Tension). Sicherlich reagieren nur ganz bestimmte Individuen auf bestimmte Reize mit einem Tonuswechsel und Neigung zu Spasmus. So wird auch bei solchen Individuen eine Bronchitis auf Grund einer Infektion oder Erkältung den Spasmus hervorrufen können. Dasselbe dürfte bei Herzkranken, Emphysematikern und Nephritikern zutreffen. Die diesen Tonus herabsetzende Wirkung des Adrenalins läßt die Erkennung solcher Fälle zu.

In Analogie mit der Entwicklung des Emphysems beim echten Asthma bronchiale nervosum ist es anzunehmen, daß auch länger dauernde bronchospastische Zustände im Sinne obiger Ausführungen als ätiologische Faktoren für die Entwicklung eines chronischen Lungenemphysems in Betracht kommen. Wir finden auch in der Anamnese von Emphysematikern nicht selten die Angabe häufiger rezidivierender Bronchitiden. Ein Teil dieser Bronchitiden, namentlich solche, die hartnäckig und fieberfrei verlaufen, dürften zur Gruppe der oben beschriebenen Bronchitis spastica gehören.

Die Bronchitis beim chronischen Lungenemphysem, die als sehr häufige Komplikation angetroffen wird, müssen wir ätiologisch und pathogenetisch in mehrere Gruppen teilen:

1. die infektiöse Bronchitis, in der Regel mit Fieber verlaufend, mit verschiedener bakterieller Ätiologie (Pneumokokken, Influenza-

bazillen usw.). Verlauf mehr akut, aber nicht selten auch protrahiert, mit länger, oft durch Wochen, anhaltenden Temperatursteigerungen, nicht selten rezidivierend;

2. die spastische Bronchitis — siehe oben — als Begleiterscheinung bronchospastischer Zustände, afebril verlaufend, mehr anfallsweise auftretend, kommt aber auch als ein durch längere Zeit anhaltender Dauerzustand vor. Günstige Beeinflussung durch antispasmodische Mittel;

3. Stauungsbronchitis bei Dekompensation des Emphysemherzens, kombiniert mit Stauungserscheinungen anderer Organe, insbesondere der Leber.

Noch immer wird in der Literatur eine **Disposition bestimmter beruflicher Anstrengungen** für die Entstehung des chronischen Lungenemphysems angeführt. Die Frage, ob langjähriges **Spielen von Blasinstrumenten** zu dauernden Veränderungen in den Lungen führt, war bis vor kurzem noch nicht eindeutig gelöst. So finden wir noch in einer Reihe von Lehrbüchern und Monographien die Angabe, daß das Spielen von Blasinstrumenten zu Lungenemphysem führt (Laennec, Rokitansky, Sudsucki, Mendelssohn, Ziemsen, Strümpell, Tendeloo, Staehelin, Hofmann, Schmauß-Herxheimer, Kaufmann u. a.). Doch sind diese Angaben vielfach nur Produkte theoretischer Überlegungen oder Schlußfolgerungen aus pathologisch-anatomischen Untersuchungen. Der erste, der praktisch-klinisch dieser Frage nachging, war Fischer, der Militärmusiker verschiedener Altersklassen untersuchte und durchaus keinen erhöhten Prozentsatz von Emphysematikern unter ihnen fand. Zu ähnlichen Resultaten kamen auch Pretin und Leibkind bei der Untersuchung von Glasbläsern. Trotzdem erhielt sich sogar in den oben erwähnten neueren Lehrbüchern, besonders der pathologischen Anatomie, die Angabe, daß auch Blasen von Musikinstrumenten ein ätiologisches Moment für die Entstehung eines Lungenemphysems abgebe. Unsere Untersuchungen (Jagić und Lipiner) an einer größeren Zahl von Blasinstrumentenspielern (46 künstlerisch ausgebildete und durch viele Jahre im Berufe stehende Spieler von Blasinstrumenten), die nach modernen klinischen Untersuchungsmethoden durchgeführt worden sind, haben zu folgenden Ergebnissen geführt.

In keinem der untersuchten Fälle war ein ausgesprochenes oder auch nur höhergradiges Lungenemphysem nachweisbar. In allen Fällen, die Zeichen eines geringen Grades von Lungendehnung boten, mußte dieses auf ein anderes ursächliches Moment (starre Thoraxdilatation, konstitutioneller Bronchospasmus) und nicht auf das Spielen von Blasinstrumenten bezogen werden. Wir kamen auf Grund unserer Untersuchungsergebnisse zu dem Schluß, daß das **Spielen von Blasinstru-**

menten als ätiologisches Moment für die Entwicklung eines Lungenemphysems nicht in Betracht kommt.

Es ist dies auch erklärlich, wenn wir uns den Mechanismus der Atmung während des Spielens vergegenwärtigen. Wir ließen jeden einzelnen Spieler auf seinem Instrumente einen Ton, mezzoforte, möglichst lange aushalten und beobachteten dabei röntgenoskopisch das Zwerchfell. Es stellte sich heraus, daß der Mechanismus der Atmung im großen und ganzen derselbe war, wenn forte oder piano geblasen wurde; nur die Schwingungsamplituden des Zwerchfelles waren beim Forteblasen etwas größer. Auch die Höhe des angeblasenen Tones war von keiner Bedeutung. Die Befunde waren auch die gleichen, wenn Skalen oder Kadenzen in einem Atem geblasen wurden.

Der beobachtete Atemmechanismus war kurz folgender: Bei allen Instrumenten erfolgte zunächst eine tiefe Inspiration (extremer Zwerchfelltiefstand). Dann erfolgte der Toneinsatz, also Beginn der Exspiration. Der Aufstieg des Zwerchfelles während des Blasens (Exspiration ohne Absetzen) war bei den einzelnen Instrumenten ein etwas verschiedener, während wesentliche individuelle Unterschiede bei den Spielern des gleichen Instrumentes nicht nachweisbar waren.

Wir sehen bei den meisten Blasinstrumenten eine komplette Exspiration ebenso wie beim Kunstgesang. Bei einigen Instrumenten, namentlich bei der Oboe, erfolgt der Rest der Exspiration erst nach dem Absetzen des Tones, doch ohne weiteren Widerstand und in vollkommenem Ausmaß, wie uns die Untersuchungen am Röntgenschirme lehren. Der scheinbare Widerspruch, der darin liegt, daß bei einigen Instrumenten, wie Oboe, Klarinette, Fagott, das Zwerchfell bei demselben Spieler beim Blasen in der Exspiration nicht so hoch steigt, wie bei tiefer Atmung, obwohl es in beiden Fällen dieselbe tiefste Lage einnimmt, daß also scheinbar eine inkomplette Exspiration vorhanden ist, erklärt sich damit, daß durch die vervollkommnete Atemtechnik nur ein geringeres, eben nötiges Luftvolumen inspiriert wird als bei forcierter Atmung, demnach eine völlige Kompensation zwischen Lufteinnahme und Ausgabe hergestellt wird.

Wenn wir nun nochmals auf unsere Erörterungen bezüglich einer eventuellen Emphysementwicklung zurückkommen, so erhellt aus dem angeführten Mechanismus der Atmung während des Spielens ohne weiteres, daß eine Behinderung der Exspiration, auf die es bei der Emphysementwicklung mit ankommt, gar nicht besteht. Im Gegenteile fanden wir bei allen Spielern außerordentlich ausgiebige Zwerchfellexkursionen, namentlich den hohen Anstieg des Zwerchfelles in der Exspiration, so daß zwischen In- und Exspiration kein Mißverhältnis auftrat. Der vertieften Inspiration folgte eine ausgiebige Exspiration bei einer Gruppe von Instrumenten schon während des Blasens, bei einer zweiten Gruppe (Oboe usw.) allerdings erst nach Absetzen des Tones. Wir konnten aber am Röntgenschirme sehr schön beobachten, daß auch hier das Zwerchfell hochstieg, was ja auch begreiflich ist, da ja auch nach Absetzen des Tones kein Exspirationshindernis vorhanden ist. Alle unsere untersuchten Bläser zeigten, auch abgesehen vom Blasen, bei vertiefter Atmung eine ausgezeichnete Exspirationstechnik, die mit der Übung im Blasen zusammenhängt. Bei jedem erfolgte auf eine tiefe Inspiration eine ausgiebige Exspiration (vgl. Hofbauers Summtherapie).

Wir wollen hier auf die Theorien der Emphysementwicklung nicht nochmals eingehen und möchten nur bemerken, daß von einer Reihe von Autoren (Becker, Bohr, Liebermeister, Sudsucki, Tendelo, Hofbauer u. a.) die Behinderung der Ausatmung, beziehungsweise eine ungenügende, zur Inspiration nicht im richtigen Verhältnisse stehende Exspiration als Hauptmoment bei der Emphysementwicklung angesehen wird. Diese Verhältnisse treffen jedoch bei Bläsern gar nicht zu. Wir fanden auch bei der Betrachtung des Atemmechanismus bei Bläsern keine Anhaltspunkte dafür, daß das Spielen von Blasinstrumenten zur Entwicklung eines Lungenemphysems führen könnte.

Es ist sehr naheliegend, die Arteriosklerose des kleinen Kreislaufes zur Entstehung des chronischen Lungenemphysems in Beziehung zu bringen. Diesbezüglich sind jedoch die Angaben in der Literatur noch spärlich und nicht einheitlich (Eppinger und Wagner). Wie wir noch weiter unten ausführen werden, kommen Fälle von chronischem Lungenemphysem vor, wo bei der Sektion eine Arteriosklerose im Pulmonalkreislauf gefunden wird. Ob hier die sklerotischen Veränderungen als ätiologisch oder als koordiniert anzusehen sind, läßt sich heute noch nicht entscheiden.

Wenn wir die ätiologischen Momente für die Emphysementwicklung zusammenfassen und an dem uns zur Verfügung stehenden Material sichten, so kommen wir zu dem Schlusse, daß wir am Krankenbette bezüglich der Ätiologie im großen und ganzen folgende **vier Gruppen** antreffen: **das senile Emphysem, Emphysementwicklung im starr dilatierten Thorax, das Emphysem bei lang dauerndem Asthma bronchiale nervosum und Entwicklung eines Emphysems bei häufigen und länger dauernden bronchospastischen Zuständen verschiedener Ätiologie.**

Zur klinischen Diagnose des Lungenemphysems.

Wir wollen im folgenden die klinischen Symptome des Lungenemphysems nicht ausführlich besprechen, sondern nur einzelne wichtige Punkte hervorheben. In den typischen Fällen ist die klinische

Diagnose des Lungenemphysems nicht schwierig, namentlich dort nicht, wo sich der typische faßförmige Thorax, der Tiefstand und die geringere respiratorische Verschieblichkeit der Lungenränder, sowie die Abflachung des Zwerchfelles im Röntgenbilde finden. Schwieriger ist mitunter die Beurteilung in Fällen, wo sich das Lungenemphysem in einem langen, schmalen, aber starren Thorax entwickelt hat, was namentlich bei älteren Leuten in Betracht kommt. In solchen Fällen müssen die topographischen Verhältnisse des Zwerchfelles genau berücksichtigt werden. Hier leistet die Röntgenuntersuchung weit mehr als der Perkussionsbefund. Zu bemerken ist, daß der Perkussionsschall bei Thoraxstarre auch ohne Lungenemphysem den bekannten Schachtelton aufweist, was auf das starke Mitschwingen der starren Thoraxwand zurückzuführen ist.

Wichtig für die physikalische Erkennung des Lungenemphysems ist das Verhalten der sogenannten absoluten Herzdämpfung oder, wie wir jetzt besser sagen, der Größe der Incisura cardiaca, die von den über dem Herzen liegenden Rändern der Lunge begrenzt wird. Der Stand dieser Lungenränder muß natürlich mit leisester Perkussion bestimmt werden. Um über den Grad der Lungenblähung ein Urteil zu gewinnen, ist es zweckmäßig, die Perkussion der Incisura cardiaca im Stehen vorzunehmen, da im Liegen auch beim Fehlen eines Lungenemphysems die Incisura cardiaca, besonders bei abgemagerten Menschen, kleiner ist. Dieses Kleinerwerden der Incisura cardiaca ist auf ein Zurücksinken des Herzens im Liegen zurückzuführen. So finden wir die stärksten Größendifferenzen der Incisura cardiaca im Stehen und Liegen bei starker Beweglichkeit des Herzens im Thorax, namentlich bei abgemagerten Individuen. Bei ausgesprochenem Lungenemphysem finden wir sie auch im Stehen gegenüber der Norm wesentlich verkleinert. Naturgemäß liegt die Incisura cardiaca in diesen Fällen wegen des Zwerchfelltiefstandes und der dadurch bedingten Steilstellung des Herzens auch tiefer als normal, meist im V. und VI. Interkostalraum. Daß die Größe der Incisura cardiaca mit der absoluten Herzgröße nichts zu tun hat, brauchen wir wohl nicht besonders hervorzuheben.

Die Bestimmung der wahren Herzgröße mittels Perkussion ist beim Emphysem mitunter recht schwierig. Wir kommen auf diesen Punkt bei der Beschreibung des Emphysemherzens noch näher zu sprechen. Häufig ist perkutorisch das Emphysem am Rücken leichter nachweisbar, als an der vorderen Brustwand, insbesondere in Fällen, wo die Ausdehnung der unteren Brustapertur sich vornehmlich in sagittaler Richtung entwickelt hat. Der Tiefstand der Lungenränder ist in solchen Fällen am Rücken und in der hinteren Axillarlinie besonders deutlich ausgesprochen.

Die röntgenologische Diagnose des Lungenemphysems stützt sich auf folgendes Verhalten des Zwerchfellschattens und der Lungenfelder. Bei der Durchleuchtung finden wir das Zwerchfell dauernd in Inspirationsstellung herabgedrückt und abgeflacht. Bei tiefer Inspiration macht es nur geringe Abwärtsbewegungen mit geringer Abflachung. Während bei normalen Thoraxverhältnissen bei tiefer Inspiration zwischen Herzschatten und Zwerchfell im Röntgenbilde ein heller Spalt auftritt, bleiben beim Emphysematiker Herz- und Zwerchfellschatten eng aneinander, der Herzschatten erscheint in den Zwerchfellschatten versenkt (Sinnhuber). Bei tiefer Inspiration kann die Exkursion des Diaphragmas sogar paradox sein. Dies tritt ein, wenn die Hebung des Brustkorbes so stark ist, daß sie das Zwerchfell so mit sich in die Höhe zieht, daß die geringe inspiratorische Abwärtsbewegung dadurch verdeckt wird (Staehelin). Beim starr dilatierten Thorax fallen im Röntgenbilde auch die weiten Interkostalräume und die stark horizontal verlaufenden Rippenschatten auf. Die Lungenfelder sind beim Emphysematiker heller als normal und hellen sich bei tiefster Inspiration fast gar nicht oder nur wenig auf. Aber auch bei der Exspiration bleiben sie heller als in der Norm und es fehlt hier die in normalen Fällen so ausgesprochene exspiratorische Verdunkelung der unteren Lungenpartien. Nach Holzknecht tritt beim Emphysematiker beim Husten im Momente der Anspannung der Bauchmuskeln ein Höhertreten des Zwerchfelles ein, verbunden mit einer durch Kompression bedingten Verdunkelung der unteren Lungenpartien. Nicht ohne Bedeutung scheint uns für die Diagnose des Lungenemphysems die vergleichende Perkussion und Röntgenuntersuchung. Wenn wir bei normalem Thorax und normaler Lungenausdehnung in der rechten Parasternal- und Medioklavikularlinie mittels leisester Perkussion den Stand der vorderen, unteren Lungengrenzen bestimmen und daselbst einen Bleistab als Marke anbringen, so finden wir bei anschließender Röntgendurchleuchtung diese Marke bei gewöhnlicher Atmung 2 bis 3 Querfinger unter der röntgenologisch nachweisbaren Zwerchfellkuppe. Bei vertiefter Atmung steigt im Insperium diese Marke nicht über den Zwerchfellkuppenschatten heraus. Beim Lungenemphysem dagegen fanden wir regelmäßig bei gewöhnlicher Atmung die erwähnte Marke ganz an die Zwerchfellkuppe gerückt und bei forcierter Inspiration dieselbe über dem Schatten der Zwerchfellkuppe liegend. Dieses Symptom erscheint uns für die klinische Diagnose des Lungenemphysems von Bedeutung, besonders für Fälle, wo die perkutorischen Zeichen allein nicht eindeutig genug sind.

Die auskultatorischen Symptome des Lungenemphysems sind nicht einheitlich. Im allgemeinen kommen folgende Verhältnisse in Betracht. Während beim senilen Emphysem das Atemgeräusch meist leise und unbestimmt klingt, finden wir das scharfe Inspirium und das scharfe prolongierte Exspirium am häufigsten in Fällen von Lungenblähung im Gefolge bronchospastischer Zustände aller Art. In diesen Fällen finden wir auch häufig bronchitische Geräusche aller Art, diffus über beiden Lungen, während beim senilen Emphysem die katarrhalischen Erscheinungen mehr in den unteren Lungenpartien lokalisiert sind. So können wir immer wieder feststellen, daß das stark verschärfte und prolongierte Exspirium mit reichlichen, bronchitischen Nebengeräuschen vor allem dann wahrnehmbar wird, wenn bronchospastische Zustände beim Lungenemphysem primär oder sekundär, wie oben erwähnt, auftreten. Im übrigen haben wir in dem Abschnitte über die Ätiologie des Lungenemphysems auf die verschiedenen Formen der komplizierenden Bronchitis hingewiesen. Wir können diese exspiratorischen Erscheinungen auch zum Rückgange bringen, wenn wir den bronchospastischen Zustand medikamentös mittels Adrenalin oder Atropin beeinflussen. Dieses gibt uns auch einen Fingerzeig für die Therapie der so oft hartnäckigen Bronchitiden beim Lungenemphysem (s. Therapie).

Klinische Variationen des akuten und chronischen Lungenemphysems.

Wir haben schon im Abschnitte über die Ätiologie des Emphysems auf den Zusammenhang der Lungenblähung und bronchospastischer Zustände und auf das sekundäre akute Lungenemphysem infolge bronchospastischer Zustände bei Herz- und Lungenkrankheiten hingewiesen. Wir wollen hier noch einige klinische Beispiele anführen.

Fall I. A. F., 26 Jahre alt. Normale Thoraxform. Kruppöse Pneumonie des linken Unterlappens im Stadium der Anschoppung. Untere Lungenränder beiderseits rückwärts in der Höhe der XI. B. W. D., rechts vorne am unteren Rand der VII. Rippe. Incisura cardiaca hochgradig eingeengt. Über beiden Lungen in den von der Pneumonie nicht befallenen Teilen feuchtes Rasseln, Giemen und Pfeifen mit auffallend scharfem und verlängertem Exspirium. Neben der bei uns gebräuchlichen Therapie bei Pneumonie wird täglich 1 *mg* Atropin gegeben. Nach Ablauf der Pneumonie tritt normales Exspirium auf, die Lungengrenzen rücken höher und die Incisura cardiaca nimmt die normale Größe an.

Diese Krankengeschichte illustriert in Kürze den Fall einer kruppösen Pneumonie mit sekundärem Bronchospasmus und akutem Lungenemphysem.

Fall II. M. H., 48 Jahre alt. Stenose und Insuffizienz der Mitralklappen nach Endokarditis. Kommt schwer dekompensiert zur Aufnahme. Zyanose. Hochgradiges Anasarka. Dyspnoe. Nach Digitalisbehandlung Besserung der Dekompensationserscheinungen, vor allem der Dyspnoe. Ziemlich kurzer und breiter Thorax. Lungengrenzen normal hoch, respiratorische Verschieblichkeit derselben etwas eingeengt. Incisura cardiaca entsprechend der Herzhypertrophie vergrößert. Unmittelbar im Anschlusse an eine Venenpunktion Auftreten schwerer Dyspnoe mit stark protrahiertem Exspirium, die trotz parenteraler Digitalistherapie nicht abnimmt. Deutliches Kleinerwerden der Incisura cardiaca. Nach subkutaner Injektion von 1 mg Adrenalin promptes Verschwinden des erschwerten und verlängertem Exspiriums. Die Incisura cardiaca nimmt bald wieder die alte Größe an.

In diesem Falle handelte es sich um ein dekompensiertes Mitralklappenvitium, bei dem im Anschluß an einen äußeren Anlaß bronchospastische Zustände mit akutem Lungenemphysem auftraten. Gerade in solchen Fällen, wo schon eine kardiale Dyspnoe mehr oder minder besteht, und durch das Hinzukommen bronchospastischer Zustände verstärkt wird, vermögen wir mit Hilfe des Erfolges einer subkutanen Adrenalininjektion diese Bronchospasmen und ihre Folgen auf die Atmung scharf von der kardialen Dyspnoe zu trennen.

Fall III. F. B., 54 Jahre alt. Hochgradige Kyphoskoliose. Seit 2 Jahren andauernd Katarrhe mit reichlichem Auswurf. Anfangs nur Atemnot bei Bewegung, jetzt auch bei Bettruhe. Mäßige Zyanose. Tachykardie. Über beiden Lungen diffus verschärftes Atmen mit stark verlängertem Exspirium, feinblasiges, feuchtes Rasseln und Giemen. Leber etwas vergrößert und leicht druckempfindlich. Urobilinogen im Harne vermehrt. Starke Orthopnoe mit starker Beteiligung der Auxiliarmuskeln. Auf $1/_2$ mg Adrenalin, subkutan injiziert, prompte Erleichterung der Atmung. Nach mehrfachen subkutanen Adrenalininjektionen und längerer Medikation von Atropin per os und Inhalation von Jodnatrium fast normales Exspirium und nur spärliche Rasselgeräusche. Kleinerwerden der Leberintumeszens und Schwinden der Urobilinogenvermehrung im Harne.

In diesem Falle war die Dyspnoe wohl nur zum kleinsten Teile auf eine kardiale Insuffizienz infolge der Kyphoskoliose, sondern hauptsächlich auf die bronchospastischen Zustände zurückzuführen, wie der Erfolg der antispastischen Behandlung zeigt.

Fall IV. Sp. P., 42 Jahre alt. Wiederholte Lungenkatarrhe. Keine Asthmaanfälle. In den letzten Tagen Fieber, reichlich Husten mit Auswurf und asthmatische Anfälle. Typischer asthenischer Habitus mit tief eingezogenen Supraklavikulargruben. Andauernd erschwertes Exspirium, aber keine typischen asthmatischen Anfälle. Über beiden Spitzen Schallverkürzung und abgeschwächtes Atmen. Über den übrigen Lungenpartien reichliches feuchtes Rasseln und Giemen stark verlängertes und rauhes Exspirium. Incisura cardiaca verkleinert. Hintere untere Lungengrenzen beiderseits X. B. W. D., respiratorisch nur wenig verschieblich. Röntgenbefund: Beide Spitzen diffus verschleiert. Die unteren Lungenpartien auffallend hell, bei der Exspiration sich wenig verdunkelnd. Zwerchfell beiderseits abgeflacht und tiefstehend, die Perkussionsmarke reicht bei tiefer Inspiration über die Zwerchfellkuppe hinaus. Nach subkutaner

Injektion von 1 mg Adrenalin wird das Exspirium bald freier. Nach längerer Medikation von Atropin und Jodinhalationen verschwinden die subjektiven Beschwerden, das Exspirium wird leicht und normal lang. Auch röntgenologisch läßt sich eine bessere respiratorische Verschieblichkeit nachweisen. Ein gewisser Grad von Emphysem bleibt bestehen, wie eine spätere Nachuntersuchung zeigt.

In diesem Falle handelt es sich um einen typischen Astheniker mit häufig wiederkehrenden Bronchialkatarrhen mit spastischen Erscheinungen und einer latenten, fibrösen Spitzentuberkulose. Bei der Aufnahme während einer solchen spastischen Bronchitis konnten wir klinisch die Entwicklung des Emphysems beobachten und auch sehen, wie dieses nach erfolgreicher antispastischer Behandlung bis zu einem gewissen Grade sich besserte.

Mit dieser angeführten Kasuistik ist die Reihe der beobachteten Fälle noch lange nicht erschöpft. Bronchospastische Zustände als episodische Erscheinung sahen wir auch bei Hypertonikern sowie bei Aortenerkrankungen verschiedener Ätiologie. Wir wollen hier die Aufmerksamkeit weiterer Kreise auf diese Beobachtungen lenken, da diese in therapeutischer Hinsicht nicht ohne Bedeutung sind.

Die erwähnten Fälle sind Beispiele eines akuten Lungenemphysems im Gefolge sekundärer bronchospastischer Zustände. Daß bei häufiger Wiederkehr solcher Lungenblähungen allmählich ein dauerndes Volumen pulmonum auctum resultieren kann, ist ganz verständlich, so daß schließlich ein chronisches Lungenemphysem bei verschiedenen Herz- und Lungenerkrankungen zur Entwicklung gelangen kann (Sinnhuber).

Das Emphysemherz.

Die Mitbeteiligung des Herzens beim chronischen Lungenemphysem ist eine den pathologischen Anatomen schon längst bekannte Tatsache. Aschoff schreibt: „Der Verschluß zahlreicher Kapillaren und die mangelhafte Atemtätigkeit schaffen Hindernisse im kleinen Kreislauf, es kommt zur Dilatation und Atherosklerose der Pulmonalarterie, zur Dilatation und Hypertrophie des rechten Ventrikels und schließlich zur Herzinsuffizienz." Auch in den Lehrbüchern von Krehl und Romberg finden wir die Veränderungen am Herzen beim chronischen Emphysem erörtert. Letzterer Autor bezeichnet das Lungenemphysem mit kardialer Insuffizienz als ein sehr häufiges und oft übersehenes Krankheitsbild.

Bei hochgradiger Beteiligung des Herzens, insbesondere, wenn sich infolge Nachlassens der Kraft des rechten Ventrikels die kardiale Insuffizienz entwickelt hat, kommt es häufig zu einem klinischen Gesamtbilde, das ohne nähere Definierung als eine sogenannte **Myodegeneratio cordis** bezeichnet wird, wobei aber die nähere Ursache der Herzveränderungen, das Lungenemphysem, klinisch nicht präzisiert ist. Es gibt eine Reihe ätiologisch und pathogenetisch ganz verschiedener Zustände, die in der Praxis als primäre Myokarderkrankung angesehen werden, die wir aber heute als **sekundäre Kardiopathien** auffassen und auch differentialdiagnostisch nach Tunlichkeit trennen müssen. So finden wir bei der Hypertonie eine Hypertrophie des linken Ventrikels. Daraus resultiert ein typisches Krankheitsbild, das wir am besten als **Hypertonieherz** bezeichnen können. Solange nun in solchen Fällen der linke Ventrikel den an ihn gestellten Anforderungen entsprechen kann, finden sich keine Zeichen von Stauung. Wenn hingegen ein solcher hypertrophischer linker Ventrikel erlahmt, dann treten Stauungserscheinungen auf, die ihren Weg über den linken Vorhof in die Lungen und weiter auch in das Gebiet der Venae cavae finden. Wir treffen dann in solchen Fällen auch Zeichen einer Schwäche des rechten Herzens mit Stauungsbronchitis und Leberschwellung an (sogenannte Mitralisation wegen der Ähnlichkeit der Symptome bei dekompensierten Mitralfehlern). Da nun bei dekompensierten Hypertonikern der Blutdruck naturgemäß sinkt, so ist die Diagnose eines dekompensierten Hypertonieherzens oft erst möglich, wenn nach Herstellung der Kompensation der Blutdruck wieder hohe Werte erreicht hat.

Ähnliche Verhältnisse ergeben sich naturgemäß auch beim **dekompensierten Nierenherzen** (Cardiopathia nephritica), sowie bei den **hypertrophischen Herzen der Arteriosklerotiker**, zu denen allerdings nach der neueren Auffassung (R. Schmidt) die überwiegende Anzahl der Hypertonieherzen gehört.

Auch das **Emphysemherz** führt, insbesondere im dekompensierten Stadium, immer wieder zu einem klinischen Symptomenbild, das bei oberflächlicher Betrachtung als eine primäre Myokarderkrankung gedeutet werden könnte. Es handelt sich hier jedoch um eine **sekundäre Mitbeteiligung des Herzens**, die so gut wie regelmäßig beim chronischen Emphysem zur Beobachtung kommt.

Die klinischen Symptome des Emphysemherzens treten schon bei leichtesten Kompensationsstörungen in Erscheinung. Auch wenn noch keine ausgesprochenen Stauungserscheinungen zur Entwicklung gelangt sind, finden wir beim chronischen Lungenemphysem die Zeichen einer **Hypertrophie des rechten Ventrikels** mehr oder minder ausgesprochen. Freilich ist die klinische Feststellung dieser Veränderungen nicht immer leicht, namentlich, wenn die Starrheit des Thorax die Palpation und Perkussion der Herzgegend sehr erschwert. Wir finden mitunter in solchen Fällen zwar keine deutliche pulsatorische Hebung des unteren Sternums, hingegen eine pulsatorische Erschütterung unter dem linken Rippenbogen, hervorgerufen durch den tiefstehenden hypertrophischen rechten Ventrikel. Zur Technik der Palpation pulsatorischer Herzerschütterungen empfehlen wir den seinerzeit von Nothnagel gelehrten Kunstgriff, die volare Fläche des Handgelenkes und nicht die Finger auf den Thorax aufzulegen, da auf diese Weise die pulsatorischen Erschütterungen wesentlich besser getastet werden.

Die perkutorische Bestimmung der Herzgröße bei bestehendem Lungenemphysem ist durch die Lungenblähung und den häufigen Befund eines starren Thorax oft wesentlich erschwert. Die sogenannte absolute Herzdämpfung, die wir wohl besser als Incisura cardiaca bezeichnen, die also dem Stande der Lungenränder über dem Herzen entspricht und mit leisester Perkussion zu bestimmen ist, läßt sich mit ziemlicher Präzision feststellen, steht aber in gar keiner Beziehung zur wahren Herzgröße. Die Bestimmung der letzteren mit mittelstarker Perkussion, die uns bei normalem Lungenvolumen und elastischem Thorax recht gute Übereinstimmungen mit dem Röntgenbilde gibt, ist beim Lungenemphysem sehr unsicher und nach unseren Erfahrungen kaum möglich.

Wir benutzen deshalb zur perkutorischen Bestimmung der Herzgröße beim Lungenemphysem eine Methode, die nach unseren Erfahrungen noch die relativ verläßlichsten Schlüsse auf die Herzgröße ziehen läßt. Wir bestimmen mit lauter Perkussion die, wie wir sie nennen möchten, intensive Herzdämpfung. Diese liegt beim Normalen ungefähr in der Mitte zwischen relativer und absoluter Herzdämpfung. Man macht eben dort die Marke, wo bei starkem Beklopfen der Schall intensiv gedämpft wird. Es entspricht diese Dämpfungsfigur der Masse des Herzens und ist wesentlich kleiner als die Figur, die bei der Bestimmung der wahren Herzgröße, also der Herzränder, resultiert. Diese intensive Herzdämpfung steht im großen und ganzen in einem richtigen Verhältnisse zur wahren Herzgröße und ihre Bestimmung ist auch beim Lungenemphysem in der Regel noch am leichtesten möglich. Auf diese Weise bekommen wir bei Vergrößerung des rechten Ventrikels eine intensive Dämpfung am unteren Sternum, während diese bei normalgroßem Herzen nach rechts nur bis zum linken Sternalrand reicht. Charakteristisch für die Perkussionsverhältnisse beim Emphysemherzen sind somit eine kleine, tiefstehende Incisura cardiaca und eine nach rechts verbreiterte intensive Herzdämpfung.

Bei der Auskultation erwarten wir mit Rücksicht auf die Verhältnisse im kleinen Kreislauf und am Herzen vor allem eine Akzentuation des II. Pulmonaltones. Dieselbe ist jedoch nach unseren Erfahrungen nur sehr selten zu hören, auch wenn keine Schwäche des rechten Ventrikels vorliegt. Die Ursache dafür liegt wohl in der starken Überlagerung des Herzens durch die geblähte Lunge. Aus diesem Grunde hören wir auch häufig in solchen Fällen auch bei völlig leistungsfähigem hypertrophischen rechten Ventrikel den II. Aortenton lauter als den II. Pulmonalton. Wir agnoszieren den lauten II. Ton als Aortenton an seinem eigenartigen Klangcharakter. Wir hören den II. Aortenton stets hoch und kurz, sowohl an der Herzbasis als auch an der Herzspitze — hier ist bekanntlich der II. Ton vorwiegend Aortenton — im Gegensatze zu dem stets tief und dumpf klingenden II. Pulmonalton links vom Sternum. Daß im allgemeinen die Herztöne beim Lungenemphysem leise zu hören sind, ist ja bekannt. Durch die von S. Bondi jüngst veröffentlichte Methode der intrathorakalen Auskultation kann man auch in solchen Fällen die Herztöne direkt vom Ösophagus laut hören.

Geräusche sind im kompensierten Stadium über dem Emphysemherzen in der Regel nicht zu hören. Im Stadium der Dekompensation hingegen treten sie nicht selten auf, als Ausdruck einer funktionellen Klappeninsuffizienz infolge von Herzdilatation. Ergänzt werden die erwähnten physikalischen Zeichen des Emphysemherzens noch durch die Röntgenuntersuchung. Wir finden hier die Zeichen der Hypertrophie des rechten Ventrikels und im dekompensierten Zustande eine Andeutung von Mitralkonfiguration.

Wie schon mehrfach erwähnt, führen die klinischen Symptome beim dekompensierten Emphysemherzen zu einem Gesamtbilde, das zur Annahme einer kardialen Insuffizienz infolge Myokardschwäche führt. Wir wollen jetzt die einzelnen Symptome, die beim dekompensierten Emphysemherzen vor allem hervorstechen, erörtern.

Im Vordergrunde des Bildes der Dekompensation steht die Dyspnoe und Zyanose. Letztere ist mitunter außerordentlich hochgradig, so daß man zur diagnostischen Annahme besonderer Verhältnisse im Lungenkreislauf gedrängt wird, insbesondere zur Diagnose einer Pulmonalsklerose. Die Kreislaufstörungen bei letzterer haben große Ähnlichkeit mit dem dekompensierten Emphysemherzen, nur fehlen die klinischen Zeichen des Emphysems, wie Tiefstand und geringe respiratorische Verschieblichkeit der Lungen und vor allem die Überlagerung des Herzens. (Eppinger und Wagner.) In unseren Beobachtungen fanden wir die höchsten Grade von Zyanose in zwei Fällen, wo das Lungenemphysem und die Pulmonalsklerose kombiniert waren. Wir bringen hier auszugsweise die Krankengeschichten dieser beiden Fälle.

Fall I. E. W., 40 Jahre alt. Seit vielen Jahren bestehen Kurzatmigkeit und häufige Katarrhe. In letzter Zeit Ödem an den Beinen. Starker Blutandrang zum Kopfe und einmal Bewußtlosigkeit. Patient ist schwerer Potator und Raucher. Sehr kräftiger Mann mit aufgedunsenem Gesichte, kurzem, dickem Hals und außerordentlich breitem und kurzem Thorax. Höchstgradige Zyanose des Gesichtes, Halses und der Extremitäten. Ödem an den Beinen. Trommelschlägelfinger. Leichte Bewußtseinstrübung. Atmung frequent, dyspnoisch mit verlängertem Exspirium. Untere hintere Lungengrenzen beiderseits X. B. W. D. respiratorisch fast nicht verschieblich. Über beiden Lungen hypersonorer Lungenschall. Herzdämpfung sehr stark von der Lunge überlagert. Deutliche Hebung des unteren Sternums. Über beiden Lungen feuchtes und klingendes Rasseln, Giemen und Pfeifen und verlängertes Exspirium. Herztöne sehr leise, kaum zu hören. Herzaktion rhythmisch, 108 Minutenfrequenz. Blutdruck 105 Riva-Rocci. Stauungsleber. Albuminurie und Urobilinogenurie. Wassermannreaktion im Serum negativ. Röntgenbefund: In beiden Abschnitten verbreitertes Herz, besonders nach rechts. Querer Herzdurchmesser $16^{1}/_{2}cm$. Keine Hyperglobulie. Trotz Venenpunktion, Cardiaca und Atropin keine Besserung. Die Sektion bestätigte unsere Diagnose: Chronisches Emphysem der Lungen mit Bronchitis. Exzentrische Hypertrophie des rechten Herzens. Mäßige periphere Arteriosklerose und Pulmonalsklerose der großen und mittleren Gefäße bis zur Peripherie.

Fall II. B. S., 65 Jahre alt, leidet seit 30 Jahren an häufigen Katarrhen, die sehr lange dauern und fieberlos verlaufen. Seit 2 Jahren stärkere Atemnot, seit 14 Tagen sehr heftiger Husten mit viel schleimigen Auswurf, ohne Fieber, geschwollene Beine. Kräftig gebaute Frau mit starrem, kurzem, breitem Thorax. Höchstgradige Zyanose und Dyspnoe. Starke Ödeme der unteren Extremitäten. Über beiden Lungen hypersonorer Lungenschall, Tiefstand und sehr geringe respiratorische Verschieblichkeit der unteren Lungengrenzen und starke Überlagerung des Herzens durch die Lungen. Verlängertes, sehr rauhes Exspirium und reichliches feuchtes und klingendes Rasseln. Pulsatorische Hebung des unteren Sternums. Hypertrophie des rechten Ventrikels. Genauere perkutorische Bestimmung der Herzgröße wegen der Thoraxstarre nicht möglich, sehr leise Herztöne, kurzes rauhes systol. Geräusch an der Spitze. Puls sehr klein, 112 Minutenfrequenz. Stauungsleber. Albuminurie. Trotz Venensektion und intravenöser und intramuskulärer Darreichung von Kardiotonicis am Morgen nach der Aufnahme Exitus. Unsere Diagnose: Chronisches Emphysem, dekompensiertes Emphysemherz und die Möglichkeit einer gleichzeitigen Pulmonalsklerose wurden durch die Sektion bestätigt. Es fand sich bei der Sektion eine Pulmonalsklerose.

Aus diesen Beobachtungen ist ersichtlich, daß die Kombination von Lungenemphysem und Pulmonalsklerose immer wieder vorkommt und daß wir bei höchstgradiger Zyanose an ein Zusammentreffen beider Prozesse denken müssen, wobei bemerkt werden muß, daß auch beim dekompensierten Emphysemherzen ohne Pulmonalsklerose die Zyanose eine recht erhebliche sein kann.

An den Lungen finden wir im dekompensierten Stadium des Emphysemherzens die Zeichen schwerer Stauungsbronchitis. Dieselbe ist im Gegensatze zur spastischen Bronchitis nicht diffus über den ganzen Lungen, sondern hauptsächlich in den unteren Lungenpartien lokalisiert. Daraus ergibt sich auch die nicht seltene Komplikation lobulärpneumonischer Herde in den Unterlappen, die interkurrent, häufig terminal zur Entwicklung kommen. Der physikalische Nachweis dieser oft ganz kleinen Herde ist häufig recht schwierig, da die Dämpfung des Perkussionsschalles durch die umgebende geblähte Lunge maskiert ist. Die Feststellung solcher kleiner Herde gründet sich auf den Nachweis konsonierender Rasselgeräusche, konsonierenden Atmens und verstärkter Flüsterbronchophonie. (Bezüglich der Technik der Untersuchung und der Deutung dieser physikalischen Zeichen siehe Elias, Jagič und Luger.)

Ganz besonders macht sich die Dekompensation in den Zirkulationsverhältnissen der Leber bemerkbar. **Eine schmerzhafte, vergrößerte Leber ist oft das erste Zeichen einer Dekompensation des Emphysemherzens.** In solchen Fällen ist auch die Aldehydreaktion im frisch gelassenen Harn positiv. Der Nachweis einer Stauungsleber beim Lungenemphysem ist somit auch ein wichtiger therapeutischer Fingerzeig für die Anwendung kardiotonischer Mittel.

Wir finden eine Stauungsleber nicht selten auch ganz vorübergehend, wenn es bei schweren bronchospastischen Zuständen zur Lungenblähung, Drucksteigerung im Lungenkreislauf und zur Überlastung des rechten Herzens kommt. Wir fanden in solchen Fällen von Bronchospasmus nach einer subkutanen Adrenalininjektion ein rasches Nachlassen der Stauung und Schwinden der früher positiv gewesenen Urobilinogenprobe im Harn.

Eine länger dauernde Leberstauung führt allmählich zu indurativen Prozessen in der Leber, so daß wir beim Lungenemphysem nicht selten eine harte, vergrößerte Stauungsleber finden. (Cirrhose cardiaque der Franzosen.) Zum Nachweis der Stauungsleber ist außer der Vergrößerung des Organes und der Druckempfindlichkeit ganz besonders die Klopfempfindlichkeit (Beklopfen der Leber mit dem Perkussionshammer) zu verwerten. Diese Klopfempfindlichkeit ist meist in der ganzen Ausdehnung der Leber nachweisbar, nicht selten jedoch am stärksten in der Mittellinie unter dem Processus xiphoideus, namentlich in Fällen von Diastase des Mm. recti.

Da es vom therapeutischen Standpunkte ungemein wichtig ist, die ersten Zeichen der Dekompensation des Emphysemherzens festzustellen, werden wir im therapeutischen Teil auf diese Verhältnisse nochmals zusammenfassend eingehen.

Die beschriebenen Zeichen kardialer Insuffizienz führen somit zu einem Krankheitsbilde, das auch mit den Symptomen der kompletten Concretio pericardii cum corde manche ähnliche Züge hat.

Differentialdiagnostisch kommt hier in erster Linie der Nachweis des Volumen pulmonum auctum in Betracht. Wenn jedoch im klinischen Bilde der Perikardobliteration bronchospastische Zustände mit Lungenblähung mithineinspielen, ist eine Unterscheidung mitunter kaum möglich.

Die im vorhergehenden erörterten Kreislaufverhältnisse beim chronischen Lungenemphysem führen uns ungezwungen zu den Begriffen des **kompensierten und dekompensierten Emphysemherzens**. Nach den heute herrschenden Vorstellungen über die Herzdynamik (Moritz, Kiesel u. a.) und die Bedingungen für das Eintreten von Herzerweiterungen (Weiser) lassen sich die Verhältnisse am Herzen und am Kreislauf beim chronischen Lungenemphysem erklären. Wir haben es hier mit einem erhöhten Widerstandsdruck im Lungenkreislauf zu tun und bei Nachlassen der Herzkraft auch noch mit einem erhöhten Füllungsdruck. Beim Nachlassen der Kraft des rechten Herzens erscheint die diastolische Füllung dieses Herzabschnittes vergrößert und der systolische Rückstand vermehrt. Dies führt zu einer **Dilatation des rechten Herzabschnittes**. Die daran sich anschließende **Hypertrophie** der Muskulatur des rechten Ventrikels ist als Kompensationsvorgang anzusehen, der sich allerdings in verschiedenem Grade geltend macht. (Heß, Tallqvist.)

Für die Entwicklung einer Herzhypertrophie sind auch konstitutionelle Momente maßgebend, und so finden wir, daß auch beim Emphysemherzen die Hypertrophie des rechten Ventrikels verschiedene Grade erreichen kann. Diese Verhältnisse sind auch bezüglich der Prognose wichtig. Im allgemeinen kann man sagen, daß ein stark hypertrophisches rechtes Herz bei einem muskelkräftigen Individuum länger leistungsfähig bleiben wird als bei gleichen Anforderungen das Herz eines Asthenikers, bei dem auf konstitutioneller Basis die Hypertrophie des rechten Herzabschnittes in geringerem Maße zur Entwicklung gelangt ist. Doch finden wir am Krankenbette diesbezüglich auch Ausnahmen von dieser Regel, insofern, als auch bei stark entwickelter Herzhypertrophie schon frühzeitig Zeichen kardialer Insuffizienz und sogar chronischer Dekompensierung sich bemerkbar machen. Der Grund dafür ist wohl darin zu suchen, daß in der hypertrophischen Herzmuskulatur auch schon frühzeitig degenerative Prozesse Platz greifen, die zu einem frühzeitigen Erlahmen der Herzkraft führen können.

Das **dekompensierte Emphysemherz** ist demnach ein pathogenetisch und klinisch umschriebenes Zustandsbild, dem wir am Krankenbette häufig begegnen und das, wie schon früher erwähnt, immer noch diagnostisch in die Gruppe der sogenannten Myodegeneratio cordis eingereiht wird. Wir müssen jedoch bestrebt sein, gerade bezüglich des letztgenannten Begriffes „Myodegeneratio cordis" unsere klinischen Vorstellungen genau zu präzisieren und einzelne Gruppen, soweit es möglich ist, diagnostisch herauszuheben.

Das klinische Bild des chronischen Lungenemphysems und des Emphysemherzens zeigt nicht selten Abweichungen von den typischen Verhältnissen. Diese Abweichungen kommen vor allem dadurch zustande, daß noch anderweitige Veränderungen am Herz- und Gefäßsystem sich vorfinden und klinisch in Erscheinung treten. Als eine häufige derartige Komplikation ist die Arterio- und Arteriolosklerose anzusehen, namentlich, wenn sie unter dem Bilde der Hypertonie verläuft. Wir finden in solchen Fällen am Herzen die Hypertrophie des linken Ventrikels, die in Kombination mit der durch das Lungenemphysem bedingten rechtsseitigen Herzhypertrophie zu einer namhaften Vergrößerung des ganzen Herzens führt. Wir finden in solchen Fällen sehr große Herzen, die an das Bild des Cor bovinum erinnern. Im Stadium der Kompensation ist die diagnostische Präzisierung solcher Fälle bei Berücksichtigung der Blutdruckverhältnisse nicht schwer. Wenn hingegen nach Eintritt einer kardialen Insuffizienz der arterielle Druck sinkt, kann die richtige Deutung der Symptome Schwierigkeiten bereiten. Wie schon oben erwähnt wurde, gehört zum Begriffe des Emphysemherzens bloß die Hypertrophie des rechten Herzabschnittes. Wenn wir demnach in solchen Fällen im Stadium kardialer Insuffizienz Anzeichen einer erheblichen Hypertrophie des linken Ventrikels finden, so müssen wir vor allem daran denken, daß hier eine Kombination von Emphysemherzen und Hypertonieherzen vorliegt, und daß das Fehlen einer Drucksteigerung auf die Erlahmung des linken Ventrikels zurückzuführen ist. Wir sehen auch in solchen Fällen nach kardiotonischer Therapie die klinischen Zeichen der Hypertonie in ihrer Gesamtheit wieder hervortreten.

Wir haben im vorstehenden die klinischen Symptome des chronischen Lungenemphysems sowie des kompensierten und dekompensierten Emphysemherzens erörtert. Diese Erörterungen gründen sich auf Beobachtungen am Krankenbette. Sie sind rein klinischer Natur. Auf experimentelle physiologische und pathologische Verhältnisse sind wir nicht näher eingegangen. Wir verweisen diesbezüglich auf die umfassenden Darstellungen (Sinnhuber, Staehelin u. a.). Wir glauben jedoch auch der rein klinischen Beobachtung am Krankenbette einen Wert beimessen zu müssen, da sich daraus weitere Gesichtspunkte für die experimentelle Forschung ergeben können.

Therapeutische Bemerkungen.

Die Therapie des Emphysems bewegt sich nach dem Stande der heutigen Anschauungen über seine Ätiologie und die durch ihn hervorgerufenen und dieselben begleitenden anatomischen Veränderungen des Lungengewebes, des Herz- und Gefäßapparates, der knöchernen Thoraxwand sowie ihrer Muskulatur und des Zwerchfelles in verschiedener Richtung.

Die physikalischen Behandlungsmethoden des chronischen Lungenemphysems zielen auf eine Verbesserung der Atemmechanik hinaus. Eine ganze Reihe oft recht komplizierter und kostspieliger Apparate sind zu diesem Zwecke konstruiert worden. Das Prinzip, durch Einatmung komprimierter Luft und Ausatmung in nicht komprimierte Luft die Exspiration zu erleichtern, liegt den Apparaten von Waldenburg, Schnitzler, Geigel und Mayer zugrunde. Auch die Behandlung des chronischen Lungenemphysems, wie sie in verschiedenen Anstalten und Kurorten in pneumatischen Kammern geübt wird, hat das Prinzip des erhöhten Luftdruckes zur Grundlage. Am geeignetsten für diese Behandlung sind die Lungenemphyseme mit chronischen, torpiden Katarrhen, bei denen die Entfaltung der Bronchien durch die komprimierte Luft oft einen guten Erfolg zeitigt. Abgesehen von den Erfahrungen, daß diese Behandlungsmethoden nur vorübergehende Wirkung haben, ist ihr Gebrauch auch noch durch die Kontraindikation bei Zeichen kardialer Insuffizienz und beim starren Thorax stark eingeengt. Dem Unterdruckatmungsapparat von Bruns liegt die Idee zugrunde, durch Förderung des Lungenkreislaufes bessernd auf das Emphysem einzuwirken.

Auf dem Prinzip, durch mechanische Momente, die an der Thoraxwand ihren Angriffspunkt haben, eine geregelte Atemgymnastik zu treiben und so den Atemmechanismus zu bessern, beruhen der Atmungsstuhl von Roßbach, das Schreibersche Korsett und viele andere ähnliche Apparate. Auch diesen Apparaten haftet der Nachteil an, daß sie beim starren Thorax nicht verwendbar sind.

Von einem ganz anderen Gesichtspunkte ausgehend, hat Hofbauer seinen „Exspirator" genannten Apparat konstruiert. Nach seinen Ansichten sind es die Bauchmuskulatur und das Zwerchfell, die in erster Linie die Exspiration besorgen. Sein Apparat bewirkt nun eine rhythmische Kompression des Abdomens und damit ein Höhertreten des Zwerchfelles, wobei der Patient diesem Rhythmus entsprechend seine Respiration anpassen muß. Welches Prinzip auch immer allen den verschiedenen mechanischen Behandlungsmethoden des chronischen Lungenemphysems zugrunde liegt, der Hauptzweck, der erfüllt werden muß, ist, den Atmungsmechanismus möglichst optimal zu gestalten. Und diesen Zweck können wir auch ohne Apparatur nur durch sinngemäße Atemgymnastik erzielen, was neben der Kostenlosigkeit des Verfahrens auch den Vorteil hat, daß der Patient die Atemgymnastik jederzeit und an jedem Orte durchführen kann. Uns hat sich diesbezüglich die Hofbauersche „Summtherapie" sehr bewährt. Nach tiefer Inspiration wird der Patient aufgefordert, so lange als möglich zu summen. Im Laufe des Tages wird diese Übung, die gar nicht anstrengend ist und auch Arteriosklerotikern zugemutet werden kann, öfter durchgeführt. Das Zwerchfell wird dadurch aus seiner Inspirationsstellung langsam gehoben und mit der Zeit bei längerem Üben die Exkursionsbreite des Zwerchfelles ganz wesentlich vergrößert, wie wir uns wiederholt durch oftmalige Röntgenuntersuchungen überzeugen konnten. Diese Methode ist wohl geeignet, die durch den dauernden inspiratorischen Stand des Zwerchfelles bedingten Beschwerden des chronischen Lungenemphysems zu mildern, ihre Anwendung kommt aber als Nachbehandlung, also erst nach Beseitigung oder Verminderung des exspirationshemmenden Faktors, in Betracht. Bei diesem Verfahren wird nicht nur die Atmung zweckmäßiger gestaltet, sondern der Patient lernt dabei auch den seinen Respirationsvorgang immer wieder störenden Hustenreiz bei etwas Überwindung leichter zu unterdrücken.

Alle diese Methoden, deren Voraussetzung ein noch halbwegs beweglicher Thorax ist, können beim starren dilatierten Thorax zu keinem Effekt führen. Der chondrogen starre Thorax mit chronischem Lungenemphysem ist das Indikationsgebiet für die Mobilisierung des Thorax auf operativem Wege nach Freund. Die Literatur verzeichnet eine große Anzahl sehr schöner Erfolge dieser Operationsmethode, wenn die von von den Velden angegebene Indikationsstellung nur auf den chondrogen starr dilatierten oder den in der Inspirationsstellung sekundär chondrogen festgehaltenen Thorax eingehalten und der Kontraindikation dieser Operation bei starker Bronchitis, infiltrativen und schrumpfenden Prozessen in der Lunge und erheblicherer kardialer Insuffizienz Rechnung getragen wird.

Zusammenfassend müssen wir betonen, daß bei der Anwendung der erwähnten mechanischen Behandlungsmethoden auf einen Umstand ganz besonders Rücksicht genommen werden muß. Die erwähnten Methoden dürfen unserer Ansicht nach nur dann angewendet werden, wenn sich das Emphysemherz im Stadium vollständiger Kompensation befindet. Bei Anzeichen auch nur leichtester Dekompensationserscheinungen infolge Nachlassens der Herzkraft muß durch entsprechende Maßnahmen, auf die wir weiter unten zu sprechen kommen werden, die kardiale Insuffizienz nach Tunlichkeit behoben werden. Wegen der Wichtigkeit dieser Verhältnisse für die therapeutischen Maßnahmen wollen wir auch hier nochmals die Symptome initialer kardialer Insuffizienz zusammenfassen. Da wir bisher über eine Funktionsprüfung am Zirkulationsapparate, die jederzeit am Krankenbette ohne komplizierte Methoden verwendbar wäre (vgl. Hoffmanns Lehrbuch der funktionellen Diagnostik der Herzkrankheiten), nicht verfügen und auch die komplizierten Laboratoriumsmethoden zu keinen verläßlichen und eindeutigen Ergebnissen führen, sind wir am Krankenbette darauf angewiesen, durch genaue klinische Beobachtung und Verwertung bestimmter Allgemein- und Organsymptome uns ein Urteil über die Herzkraft und die Verhältnisse am Zirkulationsapparate zu bilden. Auf die wichtigsten Symptome des dekompensierten Emphysemherzens haben wir schon oben (s. S. 26) hingewiesen. Als die wichtigsten Zeichen der Dekompensation sind zunächst die Dyspnoe und Zyanose anzusehen. Bei beginnender Dekompensation treten dieselben oft erst nach Bewegung und körperlicher Arbeit auf. In solchen Fällen lassen wir den Kranken einen kleinen Spaziergang oder ein versuchsweises Stiegensteigen durchführen, wodurch bei beginnender kardialer Insuffizienz die Zyanose und Dyspnoe provoziert werden. Die kardiale Atemnot ist im Gegensatze zur bronchospastischen Dyspnoe nicht ausgesprochen exspiratorisch. Die Stauungsbronchitis, die, wie schon erwähnt wurde, vorwiegend in den basalen Partien der Lunge auftritt, verläuft in der Regel fieberfrei. Besonders wichtig ist der Nachweis von Stauungserscheinungen in der Leber bei beginnender kardialer Insuffizienz. Der Stauungsleberschmerz (Dehnung der Leberkapsel) wird vom Kranken fälschlich als Magenschmerz angegeben. Den Nachweis der Stauungsleberschwellung halten wir für das wichtigste Zeichen beginnender Dekompensation. Auch auf das Verhalten der Aldehydreaktion im Harn haben wir schon früher (s. S. 28) hingewiesen. Daß in solchen Fällen außer in der Leber auch in den anderen parenchymatösen Organen, insbesondere in der Milz und in den Nieren, Stauungserscheinungen auftreten, ist selbstverständlich. So finden wir nicht selten eine vergrößerte Milz. Diese ist meist nicht so groß, daß sie fühlbar wird, perkutorisch jedoch ist ihre Vergrößerung feststellbar. Die Kranken klagen häufig über Schmerzen in der Milzgegend, die als Dehnungsschmerz der Milzkapsel gedeutet werden müssen. Die Stauungsnieren sind bei der Palpation nicht selten druckempfindlich, eine Stauungsalbuminurie beobachteten wir jedoch nur in Fällen schwerer Dekompensation. Dasselbe gilt für das Auftreten von Ödemen. Zu berücksichtigen sind weiterhin die Pulsverhältnisse bei beginnender kardialer Insuffizienz. Eine Verkleinerung der Blutdruckamplitude (abnorm kleine Differenz der Werte für systolischen und diastolischen Blutdruck) ist ein Zeichen erlahmender Herzkraft. Aufgefallen ist uns immer wieder, daß bei Dekompensation eines Emphysemherzens häufig am Herzen und am Pulse Extrasystolen nachweisbar wurden. Wir sind weit davon entfernt, der Bedeutung von Extrasystolen allzugroßen Wert beizumessen. Doch konnten wir immer wieder beobachten, daß das Auftreten von Extrasystolen bei vorher rhythmischer Herztätigkeit mit dem Einsetzen kardialer Insuffizienz zusammenfiel. Die Form dieser

Extrasystolie war in diesen Fällen meist eine solche, daß nach einer Anzahl regelmäßiger Schläge ein oder zwei Extrasystolen immer wieder auftraten. Nach Anwendung kardiotonischer Mittel, auch ohne Beigabe von Chinin, wurde die Schlagfolge meist wieder regelmäßig. Ein längeres Anhalten der Extrasystolie scheint uns in solchen Fällen ein prognostisch ungünstiges Zeichen bezüglich der Wiederherstellung der Kompensation zu sein.

Den mechanischen und operativen Behandlungsmethoden, die eine Verbesserung der Atemmechanik auf funktionellem oder mechanischem Wege bezwecken, und das ätiologische Moment für das chronische Lungenemphysem mehr oder minder unberücksichtigt lassen, reihen sich medikamentöse Maßnahmen an, die sich gegen einzelne Ursachen des chronischen Lungenemphysems richten, bisher aber im allgemeinen bei der Behandlung des chronischen Lungenemphysems zu wenig Würdigung gefunden haben.

Wie wir besprochen haben, spielt der Bronchospasmus in der Ätiologie des chronischen Lungenemphysems (primärer Bronchospasmus) und als sekundärer Bronchospasmus beim chronischen Lungenemphysem eine große Rolle. Wir wiederholen hier nochmals, daß im Verlaufe des chronischen Lungenemphysems immer wieder durch längere oder kürzere Zeit Symptome auftreten, die auf Spasmus der Bronchialmuskulatur hinweisen. Zu diesen Symptomen gehören: hartnäckige, fieberfreie Bronchitis (Bronchitis spastica) und höhergradig erschwertes und prolongiertes Exspirium. Die Kenntnis dieses sekundären Bronchospasmus im Verlaufe des chronischen Lungenemphysems, der tage- und auch wochenlang anhalten kann, erscheint uns in therapeutischer Hinsicht von größter Wichtigkeit. Wir werden in solchen Fällen Mittel anwenden müssen, die den Tonus der glatten Muskulatur herabsetzen.

Wir haben wiederholt auf den diagnostischen Wert des Adrenalins hingewiesen und wollen jetzt auch seine therapeutische Verwendbarkeit hervorheben. Das Adrenalin (Adrenosan, Suprarenin, Tonogen und andere Nebennierenextrakte) wirkt reizend auf den Sympathikus, den Hemmungsnerven der Bronchialmuskulatur, und vermag so, subkutan in einer Dosis von $1/4$—1 mg, was individuell sehr verschieden ist, injiziert, einen Bronchospasmus prompt zur Lösung zu bringen. Wir haben auch bei älteren Leuten mit nicht mehr ganz intaktem Gefäßapparat, ohne Blutdrucksteigerung oder einen anderen unangenehmen Nebeneffekt zu erzielen, Adrenalin subkutan injiziert. Sowohl beim primären Bronchospasmus, der zum Lungenemphysem führt, als auch beim sekundären akuten Bronchospasmus als Komplikation eines Lungenemphysems, kommt es als erste, prompt die Beschwerden behebende Maßnahme in Betracht, ist aber wegen der Flüchtigkeit seiner

Wirkung für eine Dauerbehandlung ungeeignet. Wir werden natürlich das Adrenalin in der Form subkutaner Injektionen beim chronischen Lungenemphysem nur dann in Anwendung bringen, wenn schwerere bronchospastische Zustände als Komplikation hinzutreten. Wir betonen hier auch noch ausdrücklich, daß die perorale Medikation des Adrenalins in bezug auf seine Sympathikuswirkung, demnach auch bei bronchospastischen Zuständen, vollkommen wirkungslos ist. Bei Anwendung des Adrenalins in Form von Analsuppositorien hingegen scheint uns eine leichte Adrenalinwirkung erreichbar zu sein. Wir verordnen dementsprechend immer wieder in solchen Fällen Stuhlzäpfchen mit Zusatz von 1 mg eines Nebennierenpräparates.

Andauernder in seinem Effekt als das Adrenalin ist das Asthmolysin, eine Kombination von Pituitrin und Adrenalin, das zur Bekämpfung des Bronchospasmus beim chronischen Lungenemphysem durch mehrere Wochen täglich subkutan injiziert werden kann.

Für solche Fälle langdauernder Bronchospasmen beim chronischen Lungenemphysem ist eine Behandlung mit Atropin, ähnlich wie beim Asthma bronchiale nervosum, angezeigt. Das Atropin wirkt lähmend auf den Vagus, den Erregungsnerven der Bronchialmuskulatur. Seine Wirkung ist anhaltender. Besonders die Fälle von chronischem Lungenemphysem mit sehr hartnäckiger spastischer Bronchitis und dadurch erschwertem Exspirium haben sich uns als besonders geeignet für Atropinkuren erwiesen. Das Atropin kann per os, am besten in Pillenform, oder subkutan injiziert gegeben werden. Wir beginnen mit einer Dosis von 1 mg täglich, die durch eine Woche gegeben wird. Treten bei dieser Dosis eventuell schon Vergiftungserscheinungen auf, so muß man auf $1/2$ mg oder sogar $1/4$ mg täglich zurückgehen. Die Empfindlichkeit gegen das Atropin ist individuell sehr verschieden. Schwerere Vergiftungserscheinungen, wie Akkommodationsstörungen, Kratzen im Halse, müssen natürlich unbedingt vermieden werden; leichte Austrocknungserscheinungen dagegen sind kein Grund zur Unterbrechung der Kur. Wir steigen nun von Woche zu Woche bei weniger empfindlichen Patienten um 1 mg täglich, bei empfindlichen um $1/4$—$1/2$ mg täglich in der Dosis. Bei normal auf Atropin reagierenden Personen erreichen wir so in der vierten Woche der Behandlung eine Dosis von 4 mg täglich, bei der wir, wenn keine Vergiftungserscheinungen auftreten, noch einige Zeit bleiben, um dann wieder, von Woche zu Woche um 1 mg täglich abfallend, mit der Dosis bis auf 1 mg zurückzugehen. Bei atropinempfindlichen Kranken muß dann die höchste Tagesdosis entsprechend niedriger sein. Diese Kur soll nach einigen Wochen Pause wiederholt werden, namentlich wenn wieder leichtere Bronchospasmen auftreten. Bei sehr empfindlichen Individuen kann das Atropin auch durch das weniger giftige Novatropin oder Eumydrin in den entsprechenden Dosen ersetzt werden. Wie erwähnt, haben wir gerade bei den Formen von chronischem Lungenemphysem mit chronischen hartnäckigen Bronchitiden, bei denen vielfach Expektorantien aller Art mit meist geringem Erfolge verwendet werden, mit der Atropinkur die besten Resultate gezeigt. Wenn wir ein Ekpektorans verwenden wollen, so gebrauchen wir täglich zweimalige Inhalationen einer 1%igen Jodnatriumlösung mit gutem Erfolge. Neben der Wirkung des Jods auf die Sekretion mag dabei auch vielleicht ein lösender Einfluß auf den Bronchospasmus in Betracht kommen, wie ihn Pal für Jodnatrium nachgewiesen hat.

Was die Anwendung des Jods bei chronischem Lungenemphysem mit bronchospastischen Zuständen anbelangt, so möchten wir nicht unerwähnt lassen, daß wir in einer Reihe von Fällen auch intramuskuläre Injektionen von Mirion angewendet haben, wobei jedoch in der Mehrzahl der Fälle kein deutlicher Erfolg zu verzeichnen war; nur in zwei Fällen konnten wir die Wirkung bezüglich der bronchospastischen Erscheinungen als günstig bezeichnen. Im übrigen ist der Zusatz kleiner Jodmengen zu Expektorantien eine altbewährte Medikation, der jedoch das baldige Auftreten von Jodismus bei längerer Anwendung immer wieder hinderlich im Wege steht. Aus diesem Grunde betonen wir nochmals, daß die schon erwähnte Anwendung von Jodnatrium in Inhalationsform mit dem Siegleschen oder Bullingschen Inhalationsapparat die zweckmäßigste Form der Jodmedikation in diesen Fällen ist.

Zu warnen ist unbedingt vor der Anwendung ätherischer Öle als Inhalationsmittel, da durch deren Reiz eher Verstärkung der Spasmen und vermehrte Beschwerden zustande kommen können.

Auch das Koffein und seine Verbindungen, das wir bei Insuffizienz des Emphysemherzens geben, hat neben seiner kardiotonischen auch eine spasmolytische Wirkung, wie Pal im Tierversuche für den Bronchialmuskelkrampf gezeigt hat. Abgesehen von der kardiotonischen Wirkung des Koffeins, auf die wir weiter unten noch zu sprechen kommen werden, kommt demnach das Koffein auch als Spasmolytikum in Fällen von chronischem Lungenemphysem in Betracht. Besonders geeignet ist natürlich die Darreichung des Koffeins in solchen Fällen, wo Symptome von Bronchospasmus und kardialer Insuffizienz gleichzeitig nachweisbar sind.

Entsprechend diesen therapeutischen Erwägungen werden wir auch bei intensivem Hustenreiz unseren üblichen hustenstillenden, narkotischen Mitteln, wie insbesondere dem Kodein, mit Vorteil spasmolytische Medikamente beigeben. Wir verordnen in solchen Fällen gerne eine Mischung von Kodein und Papaverin.

Die Anwendung von Mitteln, die zur Lösung bronchospastischer

Zustände führen, hat bei Berücksichtigung unserer Erörterungen auch beim chronischen Lungenemphysem ähnlich wie beim Asthma bronchiale nervosum ein ziemlich weites Indikationsgebiet. Diese Verhältnisse haben bei der Behandlung des chronischen Lungenemphysems bisher wohl eine zu geringe Berücksichtigung gefunden.

Das kompensierte Emphysemherz bedarf außer der Behandlung des Emphysems selbst keiner weiteren therapeutischen Maßnahmen. Die prophylaktischen Vorkehrungen sind dabei die gleichen wie bei den anderen Kardiopathien im Stadium der Kompensation.

Treten dagegen Dekompensationserscheinungen auf, so muß die kardiotonische Therapie in den Vordergrund treten, aber ohne daß dabei eventuell die gegen den Bronchospasmus und die Bronchitis notwendigen therapeutischen Maßnahmen vernachlässigt werden dürfen. Schon bei den ersten Anzeichen leichter kardialer Insuffizienz, also bei Schmerzen in der gestauten Leber nnd dem Auftreten einer stärkeren Urobilinogenurie, wie wir früher erwähnt haben, hat die kardiotonische Medikation einzusetzen, auch wenn noch die Zeichen stärkerer Kompensationsstörungen, wie Dyspnoe, Zyanose, Ödeme, Tachykardie und Rhythmusstörungen fehlen. Bei den ersten Anzeichen kardialer Insuffizienz genügen meist Bettruhe und kleine Dosen kardiotonischer Mittel. Von diesen kommen die Digitalisglykoside, das Koffein, sowie nach den neueren Erfahrungen auch die Bulbus Scillae in Betracht. Gut bewährt hat sich uns die Darreichung der Digitalis in Form der pulverisierten titrierten Blätter in einer Dosierung von täglich dreimal $0·05\ g$, eventuell aufsteigend bis zu einer Tagesdosis von $0·2\ g$. Wenn wir nach dreitägiger Medikation drei Tage mit dem Mittel aussetzen, so können wir diesen Turnus lange durchführen, ohne eine Kumulierung befürchten zu müssen. Selbstverständlich kommen auch alle gut eingestellten und stabilen Digitalispräparate (Digipuratum, Digalen, Digaton, Digifolin, Digitalysat u. a.) in der Dosis gleicher Wirkungsstärke in Betracht. Vom Digitalisinfus machen wir wegen seiner außerordentlich geringen Haltbarkeit und den häufigen unangenehmen Nebenwirkungen auf den Magen nur selten Gebrauch.

Außer den Digitaliskörpern hat sich uns auch die Darreichung von Koffein, das, wie erwähnt, nach Pals Versuchen auch eine spasmolytische Wirkung hat, bei der Bekämpfung der Dekompensationserscheinungen beim Emphysemherzen sehr bewährt. Wir verordnen das Coffeinum natriobenzoicum in der Dosis von $0·5\ g$ pro die, am besten in Lösung mit Zusatz von Orangensyrup.

Wir besitzen ferner in dem Kardiotonin ein Mittel, das Koffein und die kardiotonischen Glykoside der Convalaria majalis enthält und das uns bei leichteren und länger anhaltenden Zeichen kardialer Insuffizienz gute Dienste leistet. Auch auf die subjektiven Beschwerden in solchen Fällen, wie insbesondere Herzklopfen und Oppressionsgefühl, scheint dieses Mittel günstig einzuwirken, was auch Lewin betont. Die altbekannte kardiotonische Wirkung der Convalaria majalis und Adonis vernalis läßt sich in Kombination mit Koffein auch sehr gut in der Form erzielen, daß man die beiden ersterwähnten Drogen als Tinktur nehmen läßt. Wir verordnen auf unserer Abteilung zwei- bis dreimal täglich 20 Tropfen eines 24stündigen kalten Mazerates von je 20 g Convalaria majalis und Adonis vernalis in 70% Alkohol, dem 1·0 g Coffein. natriobenz. zugesetzt wurde.

Die Bulbus Scillae ist neuerdings von Mendel zur häufigeren Anwendung als Kardiotonikum empfohlen worden. Die diastolische Wirkung derselben soll vor allem außer bei bestimmten Fällen von Herzklappenfehlern, besonders bei Herzstörungen von Emphysematikern, unter Umständen zu besseren Resultaten führen, als die Darreichung von Digitalis. Vor kurzem wurde von Lewin das Szillikardin, ein Präparat aus Bulbus Scillae, wegen seiner guten Wirkung und guten Verträglichkeit sehr empfohlen. Wir haben dieses Präparat in einer größeren Zahl von Fällen von mehr oder weniger dekompensierten Emphysemherzen angewendet und haben sehr gute, in einzelnen Fällen sogar überraschende Wirkungen gesehen und können dieses Präparat zur weiteren Anwendung nur empfehlen. Man verordnet je nach der Schwere der Dekompensationserscheinungen dreimal täglich 12—25 gtts. und kann diese Dosis durch 8—14 Tage ununterbrochen geben. Kleinere Dosen dieses Präparates, dreimal täglich 5—10 gtts., können wochenlang ohne Unterbrechung verabreicht werden, ohne daß irgendwelche schädlichen Nebenwirkungen beobachtet werden. Gerade bei der protrahierten Anwendung der kleinen Dosen in Fällen leichterer, aber hartnäckiger kardialer Insuffizienz sahen wir recht schöne Erfolge.

Wenn beim chronischen Lungenemphysem infolge Erlahmung des Emphysemherzens schwere Erscheinungen kardialer Insuffizienz mit hochgradiger Stauung das klinische Bild beherrschen, dann tritt eine energische kardiotonische Therapie in ihre Rechte. Hier müssen wir zur Anwendung der Digitaliskörper greifen, und zwar in einer Form, bei der eine rasche und energische Digitaliswirkung zu erwarten ist. Mit Rücksicht auf die hochgradige venöse Stauung im Verdauungstrakte bei solchen Fällen ist die parenterale Digitalistherapie der peroralen vorzuziehen, da bei letzterer die Resorption des dargereichten Mittels verlangsamt und unvollständig ist. Wir benützen in diesen Fällen mit Vorliebe die intramuskuläre Injektion bestimmter Digitalispräparate, die zu Injektionszwecken geeignet sind, so das Digalen, Digipuratum, Intradigaton u. a. Wir machen in solchen Fällen von großen Dosen Gebrauch. Wir injizieren 3 cm^3 eines der erwähnten Präparate in der Regel auf einmal intramuskulär, was einer Dosis von 0·3 *g* Pulv. fol. Digit. tit. entspricht. Bei schweren Dekompensationen kann diese Injektion durch mehrere Tage, natürlich nur unter genauer Kontrolle des Herzens bezüglich der Digitaliskumulierung, wiederholt werden. Wir betonen ausdrücklich, daß wir bei schweren Dekompensationserscheinungen nur mit den erwähnten großen Dosen einen Erfolg erzielen können. Es erscheint demnach sehr zweckmäßig, wenn von den erwähnten gereinigten Präparaten entsprechend große Phiolen in den Handel gebracht werden, wie dies vorläufig beim Intradigaton (Chemosan) der Fall ist. Nicht unerwähnt dürfen wir lassen, daß bei parenteraler Anwendung der erwähnten Digitalispräparate mitunter Temperatursteigerungen auftraten, die wohl auf die parenteral einverleibten Kolloide zurückzuführen sind, jedoch ohne schädliche Nachwirkung verlaufen. Wir injizieren am besten in die oberen Partien des Muscul. glutaeus in der Fortsetzung der Axillarlinie zwei bis drei Querfinger unter dem Darmbeinkamm mit Hilfe einer langen Nadel tief in die Muskulatur.

Die Wirkung größerer Digitalisdosen bei parenteraler Einverleibung ist eine weit sicherere und wirksamere als die perorale Darreichung. Wir können mit Vorteil die Wirkung der Digitaliskörper noch durch Kombination mit anderen Mitteln, die bei der Behandlung des chronischen Lungenemphysems in Betracht kommen, verstärken. Auch das Coff. natriobenz. verwenden wir häufig in Form intramuskulärer Injektionen. Wir injizieren 1·0 *g* Coff. natriobenzoicum in 5 cm^3 Aqu. destil. gelöst, intramuskulär an der oben erwähnten Stelle. So kamen wir auch dazu, bei schwer dekompensierten Emphysemherzen, bei denen auch bronchospastische Zustände mit im Spiele waren, Digitaliskörper, Koffein und Atropin kombiniert intramuskulär zu injizieren. Wir verwenden eine Mischung von 1 Originalphiole Intradigaton und 1·0 *g* Coff. natriobenz. in 5 cm^3 Wasser gelöst, dem noch 1 *mg* Atropin zugefügt ist, und injizieren die Mischung auf einmal intraglutäal. Eventuell kann die Injektion dieser Mischung täglich oder jeden zweiten Tag wiederholt werden. Wir haben in schweren Fällen insgesamt 3—5 solcher Injektionen in einem Zeitraum von 5—10 Tagen gegeben und haben den Eindruck, auf diese Weise am raschesten und sichersten eine Besserung der kardialen Insuffizienz erreicht zu haben. Wir haben in dieser Mischspritze neben zwei Kardiotonika auch gleichzeitig zwei spasmolytische Medikamente vereint. Bei Dekompensationen mit starker Zyanose und Dyspnoe haben wir auch von ausgiebigen Aderlässen sehr gute Erfolge gesehen, denen wir die übliche, vorher erwähnte kardiotonische Behandlung folgen ließen.

Die Allgemeinbehandlung des chronischen Lungenemphysems richtet sich vor allem nach dem Zustande des Zirkulationsapparates. In dieser Hinsicht ist vor allem die richtige Dosierung von Ruhe und Bewegung wichtig. Bei beginnender kardialer Insuffizienz ist die rechtzeitige Verordnung einer Liegekur besonders wichtig. Leuten, die im Berufe stehen, sind wir gezwungen, immer wieder intermittierend Liegekuren zu verordnen und erreichen mit dieser Maßnahme für eine meist längere Zeit eine leidliche Leistungsfähigkeit des Emphysematikers.

Besondere Beachtung verdient bei fettleibigen Emphysematikern die Regelung der Diät. Gemüse- und Obstkuren mit Einschränkung der Fettzufuhr sind in solchen Fällen stets zweckmäßig und führen auch zu einer Regulierung der meist angehaltenen Stuhlentleerung.

Bei der Anwendung von Badekuren ist vor allem der Zustand des Zirkulationsapparates zu beachten. Vor der Verordnung von Kohlensäurebädern möchten wir eher warnen. Hingegen sind Sauerstoffbäder recht zweckmäßig, aber nur in Fällen, wo keine schwerwiegenden Zirkulationsstörungen als Symptome des dekompensierten Emphysemherzens bestehen.

Im großen und ganzen haben wir es bei Leuten, die an chronischem Lungenemphysem leiden, eigentlich mit Herzkranken zu tun. In dieser Richtung müssen sich auch unsere therapeutischen Maßnahmen bewegen.

Literatur.

Aschoff, Pathol. Anat., VI. Aufl., Jena 1923, Fischer.

Becker, Beiträge zur Klin. d. Tbc., 19., S. 337.
Bohr, D. A. für klin. Med., 1907, 88., S. 1327.
Bondi S., M. Kl., 1924, Nr. 18.
Boruttau, Nagels Handbuch der Phys., Braunschweig 1909, Vieweg u. Sohn.

Cordier, Journ. méd. Lyon, 1923, 79.

Elias, Jagić und Luger, Leitfaden der klin. Krankenuntersuchung. Berlin-Wien 1922, Urban und Schwarzenberg.
Eppinger, Pathol. des Zwerchfelles, Wien 1911, Hölder.
Eppinger und Hofbauer, Zeitschrift für klin. Med., 1911.
Eppinger und Wagner, W. A. für innere Med., 1923, Bd. H. 1.

Fischer, M. m. W., 1902, S. 702.

Gaisböck, Therap. Monatshefte, 1912.
Großmann, Zeitschrift für klin. Med., Nr. 62.

Heß, Zeitschrift für Konstitutionslehre, 1923, 9., H. 1.
Hofbauer, W. klin. W., 1903. — Zeitschrift für diät. Therap., 1907, XI. — D. m. W., 1908, Nr. 51. — Zeitschrift für diät. Therap., 1908, XI. — D. m. W., 1909. — Zeitschrift für ärztl. Fortbildung, 1910. — W. klin. W., 1912, Nr. 13. — B. klin. W., 1913.
Hofmann, Nothnagels Handb., 1900, 14., II. Heft, 1. Abt.

Jagić, B. klin. W., 1909, Nr. 13. — Medik. Ther. der Herzkrankheiten. Handbuch. Deuticke, Wien 1914. — W. klin. W., 1916, Nr. 4.
Jagić und Lipiner, W. klin. W., XXXII. Jahrg., Nr. 26/27.
Januschke, W. klin. W., 1913.
Januschke und Pollak, Arch. für exp. Path. u. Pharm., 66., 1911.
Jonasz, W. klin. W., 1912.

Kiesel, Pflüg. Arch. 1923, 199., H. 1 u. 2.
Krehl, Erkrankung des Herzmuskels, II. Aufl., Wien 1913, Hölder.

Lewin, M. Kl., 1923, Nr. 51/52.

Mendel, B. klin. W., 1921, Nr. 58.
Minkowsky, Ther. d. Gegenw., 1912.

Pal, D. m. W., 1912, Nr. 1. — D. m. W., 1912, Nr. 38.
Prettin und Leibkind, M. m. W., 1904, S. 259.

Romberg, Lehrbuch der Herzkrankheiten, Stuttgart 1921, Enke.

R. Schmidt, M. Kl., 1923, Nr. 45.
Schmaus-Herxheimer, Lehrb. der path. Anat., Wiesbaden 1915, Bergmann.
Sinnhuber, Spez. Path. u. Therap. von Kraus und Brugsch, Berlin-Wien 1922, Urban und Schwarzenberg.
Staehelin, Handb. für innere Med. von Mohr und Staehelin, Berlin 1914, Springer.
Staehelin, Ergeb. der inneren Med. und Kindhlk., Bd. XIV, 1915.
Straßburger, M. Kl., 1915, Nr. 42.
Sudsucki, Virch. Arch., 157, S. 438.

Tendeloo, Ergeb. der inneren Med. und Kindhlk., 1910, 6-8.

Von den Velden, Der starr dilatierte Thorax, I. Aufl., Stuttgart 1910, Enke.

VERLAG VON JULIUS SPRINGER IN BERLIN W 9

Thoraxschnitte von Erkrankungen der Brustorgane. Ein Atlas. Von Dr. **Walter Koch**, a. o. Professor der Pathologischen Anatomie Berlin. Mit 93 Doppeltafeln und 2 Abbildungen im Text. (411 S.) 1924. 45 Goldmark; gebunden 48 Goldmark / 10.75 Dollar; gebunden 11.45 Dollar

Atlas von Körperdurchschnitten für die Anwendung in der Röntgentiefentherapie. Zusammengestellt von Dr. **Hans Holfelder,** Privatdozent für Chirurgie und Radiologie, Oberarzt an der Chirurg. Universitäts-Klinik Frankfurt a. M. Mit einem Geleitwort von Dr. Viktor Schmieden, o. ö. Professor für Chirurgie, Direktor der Chirurgischen Universitäts-Klinik Frankfurt a. M. Mit 38 durchsichtigen Tafeln und 32 Bestrahlungsplänen. Text (Deutsch und englisch) (66 S.) Gebunden 60 Goldmark / Gebunden 14.30 Dollar

Die Chirurgie des Herzens und seines Beutels, der großen Gefäße, des Mittelfellraumes, des Brustlymphganges, des Thymus, des Brustteiles der Speiseröhre, des Zwerchfelles, des Brustfelles. Von Ferdinand Sauerbruch. Mit einem anatomischen Abschnitte von Walther Felix. Mit etwa 720, darunter zahlreichen farbigen Abbildungen und 2 farbigen Tafeln.
(Zweiter Band des Werkes „Die Chirurgie der Brustorgane" von F. Sauerbruch.) Erscheint Ende 1924.

Lehrbuch der Herzkrankheiten. Von Sir **James Mackenzie**. Zweite deutsche Auflage. Nach der dritten englischen Ausgabe übersetzt und durch Zusätze erweitert von Professor Dr. C. J. Rothberger in Wien. Mit 327 Abbildungen. (567 S.) 1923.
22 Goldmark; gebunden 24 Goldmark / 5.25 Dollar; gebunden 5.75 Dollar

Die Krankheiten des Herzens und der Gefäße. Ein kurzgefaßtes praktisches Lehrbuch von Dr. **Heinrich Hochhaus** †, Geh. Med.-Rat, Professor an der Akademie für Praktische Medizin, Direktor des Augusta-Krankenhauses Köln. Bearbeitet und herausgegeben von Dr. G. Liebermeister, leitender Arzt der Inneren Abteilung des Städt. Krankenhauses Düren. Mit 72 Textabbildungen. (319 S.) 1922.
8 Goldmark; gebunden 10 Goldmark / 1.95 Dollar; gebunden 2.40 Dollar

Atmungs-Pathologie und -Therapie. Von Dr. **Ludwig Hofbauer**, Erste Medizinische Universitätsklinik in Wien. Mit 144 Textabbildungen. (348 S.) 1921. 12 Goldmark / 2.90 Dollar

Der Einfluß tiefer Atmung auf den Herzrhythmus (Sinusrhythmus) und seine klinische Verwendung. Von Dr. **Alfred Pongs** †, Privatdozent für Innere Medizin und Oberarzt der Medizinischen Universitäts-Klinik zu Frankfurt a. M. Mit 160 Kurven. (332 S.) 1923.
10 Goldmark / 2.40 Dollar

If you have any concerns about our products,
you can contact us on
ProductSafety@springernature.com

In case Publisher is established outside the EU,
the EU authorized representative is:
**Springer Nature Customer Service Center GmbH
Europaplatz 3, 69115 Heidelberg, Germany**

Printed by Libri Plureos GmbH
in Hamburg, Germany